手术麻醉 100
黄金一百问

房洁渝　熊　玮　魏　明◎主编

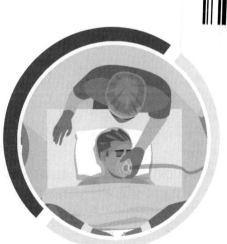

中山大学出版社
SUN YAT-SEN UNIVERSITY PRESS

·广州·

图书在版编目（CIP）数据

手术麻醉黄金一百问/房洁渝，熊玮，魏明主编 . —广州：中山大学出版社，2023.8

ISBN 978 - 7 - 306 - 07886 - 5

Ⅰ . ①手… 　Ⅱ . ①房… ②熊… ③魏… 　Ⅲ . ①外科手术—麻醉学 Ⅳ . ①R614

中国国家版本馆 CIP 数据核字（2023）第 154843 号

SHOUSHU MAZUI HUANGJIN YIBAI WEN

出 版 人：王天琪
策划编辑：王旭红　吕肖剑
责任编辑：吕肖剑
封面设计：曾　斌
责任校对：黎海燕
责任技编：靳晓虹
出版发行：中山大学出版社
电　　话：编辑部 020 - 84110283，84113349，84111997，84110779，84110776
　　　　　发行部 020 - 84111998，84111981，84111160
地　　址：广州市新港西路 135 号
邮　　编：510275　　传　　真：020 - 84036565
网　　址：http://www.zsup.com.cn　E-mail：zdcbs@ mail.sysu.edu.cn
印 刷 者：广州市友盛彩印有限公司
规　　格：787 mm×1092 mm　1/16　10 印张　168 千字
版次印次：2023 年 8 月第 1 版　2023 年 8 月第 1 次印刷
定　　价：42.00 元

序　一

麻醉学，在现代医学日新月异的今天，对于大众仍然是神秘的。麻醉学科，是外科学发展的基石之一。

通过几代人的努力，中国已经有了颇具规模的麻醉学科基础。我们有足够大的手术室、足够可靠的新型药物、足够强的顶尖团队，为人民群众的健康做出了非常大的贡献。作为麻醉人，我们为自己的工作成果自豪。但对于社会而言，麻醉学科始终站在幕后。虽然大多人并不知道麻醉医生在做什么，但是也愿意了解这个学科和默默工作的麻醉医护人员。

我们需要告诉患者，麻醉首先是维持生命。对于手术而言，安全无痛永远是麻醉医生的最高追求。麻醉学科现在还在向着手术以外无痛和舒适化医疗的方向发展着，麻醉医生参与了整个舒适化医院的建设。未来我们会有更多的无痛手术如胃肠镜检查、小儿无痛治疗、无痛穿刺技术等开展。麻醉学科为打造一所"无痛医院"打下了坚实的基础，并且将冰冷的医院推向温柔和人文。

本书是一本优秀的麻醉学社会科普。书里用一问一答的形式，用洋洋洒洒的文字阐述了麻醉在做什么、麻醉要做什么、麻醉怎么做，通俗易懂中又严谨交代了医学道理。我想这即是麻醉科学社会发展的重要一步。我也欣慰麻醉学界有编者这样饱含热枕、不忘初心又目光长远的优秀医师，为普及麻醉知识而写出这样的著作。

中山大学附属第一医院麻醉科

黄文起

2023 年 5 月于广州

序　二

在医学技术和理念突飞猛进且不断推陈出新的今天，对于广大读者来说，我相信麻醉学科仍然是一个有些神秘而充满未知和疑问的领域。我们常常对麻醉的过程、风险和效果感到好奇，但往往缺乏机会了解其中的详细细节。加之我国麻醉学起步较晚，起步初期麻醉学科的工作范畴较窄、工作环境较为封闭，麻醉学科的丰富内涵和具体工作内容较少为广大读者朋友所知。

正因如此，我科房洁渝教授带领魏明医生、熊玮医生和科室年轻骨干医生们编写了这本《手术麻醉黄金一百问》。这本书旨在向广大读者普及麻醉学知识，让您更加认识和了解麻醉的工作原理和重要性。它不仅是一本科普读物，更是一本与您分享麻醉学领域最新进展和实践经验的指南。本书以问答形式呈现，从最基本的问题开始，逐步深入探讨各个方面具体的麻醉知识。阅读本书，您将了解到麻醉的历史渊源、不同类型的麻醉技术、麻醉医师的角色和职责，以及麻醉在各类手术过程中的关键作用等。无论您是医学专业人士、手术患者还是对麻醉学有兴趣的读者，本书都将为您提供宝贵的信息和见解。

麻醉学是一门综合性的学科，它涉及临床医学各个专科和基础医学中生理学、药理学及病理生理学等多个领域的知识。本书特别注重以通俗易懂的语言、丰富的临床场景和轻松的对话来呈现麻醉学的复杂概念和理念，内容涵盖了麻醉学科的三个主要分支：临床麻醉、重症医学和疼痛医学。无论您是初学者还是已经对麻醉学有一定了解的人，本书都将为您提供深入的解答和全面的知识。

本书的目标是使您对现代麻醉学科有一个全面而清晰的了解，帮助您更好地与医疗团队合作，做出明智的医疗决策。我衷心希望本书能够满足您对麻醉学知识的渴望，并为您提供有益的指导和启发。请您阅读时保持开放的心态，随时记录您的疑问和感悟。

近代麻醉学发展到今天有近 200 年的时间沉淀，这个学科承载着现代医学的安全、无痛和舒适。从我们出生开始，麻醉学科将和每一位读者朋友如影随形，在人生道路上共同前行。

中山大学附属第一医院麻醉科

冯　霞

2023 年 5 月于广州

目　　录

初 识 麻 醉

小王准备去做手术，心里很害怕，听说有个朋友认识麻醉科的李医生，于是他们一起来找李医生了解一下情况。

1. 小王：医生说我需要做手术，听人说麻醉会对脑子有影响，我可以不麻醉吗？

Dr 李：首先，这个手术是否需要麻醉是由手术医生评估的。如果可以不麻醉的话，绝对不会无缘由地给您麻醉的。是否需要麻醉主要是根据手术因素和您的身体状况全面考虑的。手术因素首先涉及手术的大小。外科手术会产生切口，使身体产生疼痛的感觉。切口小的手术疼痛程度较低，而切口大的手术产生的疼痛较为剧烈。您有没有切水果切伤手指的经验？一个小小的切口都能使人产生明显的疼痛感，所以有切口的手术都是一种对身体的伤害性刺激，都会产生疼痛。一般来说，除了局部非常小的手术外，外科手术都是要麻醉的。局部麻醉是手术局部涂抹、喷洒或注射麻醉药物，也属于麻醉的范畴。而范围比较大的手术，疼痛刺激强，外科医生会希望麻醉医师给予麻醉。为什么需要麻醉呢？一方面，由于受到疼痛刺激，患者会不由自主地乱动；医生担心患者突然动起来，手术刀会损伤到手术区域周围的正常组织，甚至会划破血管引起大出血。另一方面，在疼痛刺激下，患者会大叫、哭泣，医生心生怜悯，怎么"下得去手"呢？并且就算患者咬牙忍着疼痛，身体也会有一系列反应，比如心率加速、血压升高，有人会产生"疼痛性休克"，也就是痛晕了，甚至危及生命。

2. 小王：听说麻醉医生很重要，麻醉医生是干什么的？

Dr 李：说起来，麻醉医生很神秘，大家脑海中会浮现出拿着一支大针筒，穿着手术衣的医生，准备一针把患者"打晕"。其实，绝大多数的麻醉医生，都是和蔼可亲的哦，还有很多美女、帅哥呢。他们穿着手术衣外套白大褂，像风一样行走在医院里。因为他们在无菌手术室里工作，所以不像内科医生和外科医生那样，有大量出门诊与患者交流的机会。

对于做手术，大家一般就会想起关于痛不痛的问题。其实首要的是有关安全的问题。因为手术本身是有风险的，麻醉又用药物改变了人的正常生理状态——这也是有一定风险的，所以需要麻醉医生在手术全过程中密切观察患者的情况。因此，麻醉医生是无影灯下的生命守护者。流行的说法是"外科医生治病，麻醉医生保命"。

3. 小王：现在的麻醉技术成熟吗？

Dr 李：现代麻醉学的开端在 19 世纪。1846 年，美国的牙科医生 William T. G. Morton 成功使用乙醚麻醉，帮助一位患者完成了颈部手术。Morton 被认为是临床麻醉第一杰出人物，乙醚麻醉的成功使用标志着近代麻醉史的开端。麻醉的方法多种多样，有吸入药物麻醉、静脉注射药物麻醉、腰麻、硬膜外麻醉、神经阻滞麻醉、局部浸润麻醉等。很多时候，手术麻醉不是采取单一的方法，往往复合了两种或两种以上的方法。现代麻醉技术的安全性是相当高的，但仍然存在一定的风险。

4. 小王：现在还用乙醚吸入麻醉吗？

Dr 李：现在临床上很少用乙醚麻醉了。一方面，乙醚麻醉起效慢，有兴奋期，会带来危险。另一方面，乙醚的气味不好，易对呼吸道产生刺激。它具有易燃易爆的性质，尤其是在如今手术室使用各种电刀的情况下，不再适合使用乙醚麻醉。现在有安全性更高的七氟烷、异氟烷等吸入麻醉药了。

5. 小王：大家说麻醉就是睡一觉，真的是这样吗？

Dr 李：麻醉和睡眠并不是等同的。麻醉没有我们想象的那么简单，表面上看是给点药，让患者睡一觉，使其在无知觉下进行手术；实际上，麻醉医生在手术中为保障患者的安全做了很多工作，如监护调控心率、血压、呼吸等重要的生命体征。让患者既能迅速入睡，又能迅速清醒，才是麻醉医生头等重要的工作。

虽然，睡眠与全身麻醉下，人都失去了意识。但是，睡眠是比较浅的，人对外界的刺激保持了比较好的反应。比如，拍一拍就会醒，听到声音会被吵醒，或者是被尿憋醒。而麻醉是在药物作用下进入睡眠状态，这个睡眠深度是由麻醉药物的性质、用量决定的。往往麻醉的程度较深，以达到患者做手术不会被痛醒、不会无意识地乱动的状态。所以麻醉的苏醒也需要一定的时长，因为注射入体内的药物需要一定的时间才能被身体代谢掉。由于全身麻醉药会抑制呼吸中枢，使患者肌肉在一定程度上得到松弛，而部分患者会出现上呼吸道梗阻，因此，需要麻醉医生严密地监测血氧和给予辅助呼吸。

6. 小王：什么是全身麻醉？

Dr 李：全身麻醉（以下简称"全麻"）是目前应用最广泛的麻醉。可以说，它基本可以满足所有的手术需要。全麻是指将麻醉药通过吸入、静脉注射、肌内注射或直肠灌注等方式注入人体内，使中枢神经系统受到抑制，致使患者意识消失而全身无疼痛感觉的过程。全麻包括吸入全麻、静脉全麻或两者结合的方法。您对手术的留存记忆可能就只有麻醉诱导前。例如，您躺在手术床上，望着天花板的圆圆的无影灯。麻醉医生给您的鼻子盖上氧气面罩，温柔地对您说："做几个深呼吸，我打药了，您很快感觉到困意，十几秒之内，您就一点儿都不知道了……"等您迷迷糊糊醒来，护士会告诉您手术做完了。

7. 小王：什么是椎管内麻醉？

Dr 李：椎管内麻醉系将局部麻醉药注入脊椎椎管内的不同腔隙，使脊神经所支配的相应区域产生麻醉作用。椎管内麻醉主要用于下半身的手术，以下腹部的妇科、泌尿科手术及下肢的骨科手术为主。患者往往下半身暂时失去知觉，双腿不能动，但头脑清醒，手能够活动，所以俗称"半麻"。椎管内麻醉包括蛛网膜下腔阻滞麻醉和硬膜外阻滞麻醉两种方法，后者还包括骶管阻滞麻醉。蛛网膜下腔阻滞麻醉也称"脊麻"，是把局麻药注入蛛网膜下腔的脑脊液中，主要作用于脊神经根并引起阻滞。脊麻的起效快、麻醉范围广，效果确切；硬膜外麻醉或硬膜外阻滞是把局麻药注入硬膜外间隙，使脊神经根阻滞的麻醉方法。硬膜外麻醉可以留置很细的硬膜外管，通过这根管子，能够在麻醉消退时追加局麻药，延长麻醉镇痛的时间。麻醉药消退后，患者双腿逐渐恢复力气，恢复感觉。现在还有脊麻和硬膜外麻醉两者结合的麻醉方法，称为"腰硬联合麻醉"，不但麻醉效果好，也可以根据需要延长麻醉时间，还可留管两三天用于手术后硬膜外镇痛。椎管内麻醉过程是这样的：首先，患者侧卧，背挪到床的边缘，弓起身体，手抱膝盖，使腰背部充分伸展。然后，麻醉医生在脊椎定位，消毒时会感觉到消毒液是凉的。铺上无菌单后，先打一针局部麻醉，然后再用硬膜外针或腰麻针进行穿刺，到达目标间隙后，注射局部麻醉药。注药完毕后，患者躺平，等待麻醉药起效，达到手术需要的神经阻滞平面就可以手术了。

8. 小王：什么是局部麻醉?

Dr 李：局部麻醉是指在患者神志清醒状态下，将局麻药注射或喷洒于身体局部，使机体某一部分的感觉神经传导功能暂时被阻断。局部麻醉包括局部浸润麻醉、表面麻醉。拔牙时在牙龈注射麻药是局部麻醉。像切除皮肤小肿物这样的手术就是采用局部浸润麻醉。表面麻醉也就是作用于皮肤或黏膜表面的麻醉，药物被皮肤或黏膜吸收而使末梢神经麻痹。激光美容手术术前敷在面部皮肤上的药膏是局部麻醉药膏。它使皮肤表面麻木，以减少激光治疗时的疼痛。有些眼科手术也采取滴注局部麻醉眼药水的方法。局部麻醉的优点在于对患者生理功能影响小，但是只适合表浅、刺激小的手术。

9. 小王：麻醉药到底对身体有没有害?

Dr 李：提到麻醉大家就会担心"是药三分毒"，是因为大家担心麻醉药抑制大脑神经后会残留后遗症。世界各国对麻醉的药品的使用都有着极其严格的标准要求，所有的麻醉药物在适当使用的情况下对人体大脑神经的抑制都是暂时的、可逆的。对大脑的可逆抑制指人能够完全恢复各种感觉和运动、思考等功能。随着现代麻醉药物和麻醉技术的提高，药物的安全性也有了进一步的提高。

10. 小王：手术室里面那么多医生和护士，哪个是麻醉医生呢？

Dr 李：一进到手术室，医生护士都穿着统一颜色的手术服，戴着帽子，每个人看上去都差不多。手术服的颜色以蓝绿色为主。当护士带您进入手术间，在那里准备药物或者站在床头迎接您的就是麻醉医生。此时往往您认识的管床手术医生和主刀医生还没来，您可能会有点紧张。护士会安排您躺下，给您打补液。您可以问一下是哪位医生给您做手术。麻醉医生一般的工作区域是手术床的床头。他们会给您连接上心电监护仪，在整个的手术过程中认真监测您的心率、血压等。如果有需要的话，他们会用各种药物调节。如果发现您体温偏低，会用暖风机给您保暖。在手术全过程中，以及您术后醒了之后，他们都会悉心地照顾您。

（房洁渝）

术 前 准 备

小王体检发现了甲状腺肿物，准备入院手术。

1. 小王：医生，我确诊了疝气，什么时候能入院手术啊？如果今天住院，明天可以手术吗？

Dr 李：不要着急，小王，看病、治病得一步一步来。诊断确定了，我会尽快安排您住院。我们还要做很多术前准备，明确您的身体情况后，我们才能做手术。

小王：啊？医生，我这个病难道不是越快做手术越好吗？等着等着，会不会加重啊？会不会耽误了？

Dr 李：俗话说，"兵马未动，粮草先行"。小王啊，手术无小事，特别是全身麻醉下的手术，为了保证麻醉及手术的顺利进行，以及良好的术后恢复效果，手术前的充分准备是非常重要的！医生会在术前将患者的生理、心理调整至最佳状态，同时制订详细的手术方案，确保手术每个环节都在掌握中。

另外您也不用担心，医生会根据患者的病情危重情况以及该治疗的迫切程度，将手术分为择期手术、限期手术、急诊手术。也就是说，有的手术留给咱们的准备时间有限，必须分秒必争、抢救生命，但也不是不做任何准备，手术前会尽可能调整患者情况；而有的疾病，患者整体情况好，属于良性病变，比如说疝气、纤维瘤、囊肿等，可以做好充足的准备再进行手术。

2. 小王：医生，那我决定调整一段时间，我还需要做什么检查吗？我需要从明天开始戒烟、戒酒、早睡早起吗？

Dr 李：不要着急，小王，我们需要全方位地做好准备。首先必须完善术前的检查和评估。医生必须确认您的身体能够耐受麻醉和手术。您需要去做心电图、胸部正位片、超声心动图、腹部超声、肝功能和肾功能等检查。如果发现严重的系统疾病，需要先去治疗相关基础疾病，然后再进行手术。详细的检查也能帮助医生制订最详细的治疗方案、手术方式及麻醉方式。

另外，戒烟是必须的。吸烟会导致患者气道高敏、气道变窄、痰液分泌增加，重度吸烟人群会发生肺纤维化，导致手术期呼吸道风险增加，严重者会出现气道痉挛、肺炎、缺氧；吸烟还会增加心血管风险，是导致术中脑卒中、心肌梗死等危险疾病的相关因素；还有一些老烟民的机体长期缺氧、免疫力低下，这会影响伤口愈合，增加手术部位感染风险。研究证明，戒烟 8 周能够降低 50% 围手术期呼吸系统并发症的发生率。

如果长期酗酒的话也需要戒酒。酗酒会增加麻醉管理难度，对肝功能影响最甚，影响药物消除，肝功能改变也会导致凝血功能改变，会增加术中出血风险；酗酒还会导致患者认知功能改变，在手术麻醉的刺激下可能引发谵妄，以及远期认知功能下降。

小王：明白了，医生！我现在就去完善检查，从今天开始戒烟、戒酒，早睡早起。

小王接到了护士的电话，准备住院。

3. 小王：医生，我昨天接到了护士的电话，通知我来住院，准备手术了，我需要怎么做啊？需要准备些什么？

Dr 李：医院的入院流程大同小异，总的来说，您需要带好个人身份证件和医保卡等相关医保凭证，带好您的门诊病历、之前做过的相关检查结果，等等。此外，建议您带好必要的生活用品，做好个人卫生，因为手术后很长一段时间都没办法洗澡。住院期间不能外出，需要穿着病号服，换洗衣服可以少带，首饰、手表等记得取下来。

您到达病房后会先由护士办理相关手续，护士们会进行详细的宣教，要好好听噢。之后管床医生会和您见面，询问相关的病史，了解您现在的情况，可能还需要进行抽血检查，了解您即时的身体情况，并对一些传染病进行筛查，以及完善相关检查，为手术安全、手术方案确定等提供参考。

手术前一晚，小王在病床上忧心忡忡、坐立不安。

4. 小王： 医生，刚刚护士通知我，明天要做手术了！我今晚是不是不能吃、不能喝了？从几点开始禁食啊，我手术后什么时候才能吃啊？会不会饿出毛病了？

Dr 李： 不要着急，小王，术前禁食禁饮是手术麻醉的必要条件，特别对于全麻患者，术前禁食禁饮是为了防止麻醉后胃里面的食物反流、发生呕吐。在全麻状况下，患者的呕吐反射通常会消失，胃食管反流的食物会被直接误吸进入肺内，严重时可引发窒息或者吸入性肺炎，这些都是致死率很高的严重并发症！就算不是全麻患者，患者常以仰卧位的体位进行手术，发生反流、呕吐后也容易出现误吸，所以不管是什么手术麻醉类型，均需要进行术前禁食禁饮哦。

通常情况，麻醉相关指南推荐成人在手术前禁食6小时、禁饮2小时；新生儿、婴幼儿禁食（奶）6小时，禁水、清饮料2小时。由于油炸、脂肪及肉类食物可能需要更长的消化时间，通常认为应该禁食这类食物大于8小时。对于一部分胃肠功能有问题的患者，禁食禁饮时间需要进一步延长。手术后，则需根据患者的手术情况、胃肠功能恢复情况、麻醉苏醒情况确定进食时间，术后饮食以清淡为主。等待手术的过程中，管床医生会给患者进行相应的葡萄糖补液，保证患者的体液量充足，不发生低血糖。

5. 小王： 医生，那我又好奇了，对于那些争分夺秒的需要进行急诊手术治疗的患者，又应该怎么禁食、禁饮？

Dr 李： 小王，您这是问到专业领域了，麻醉医生们自然有办法。对于急诊患者，通常需要进行详细的评估，了解患者最后一次进食时间、食物性质等，必要时可进行床旁超声检查，快速了解胃内容物情况；对有的患者可留置胃管引出一部分胃内容物，或提前给止吐、抗酸相关药物以预防呕吐发生。根据上述评估及术前处理结果，麻醉医生会将风险和患者及家属——交代，取得患者及家属理解同意后，会采用尽量降低麻醉后反流、呕吐风险的方式进行麻醉，并在手术后对患者进行持续监护，确保将患者误吸的风险降到最低。

6. 小王：医生，除了饮食要特别注意，我的高血压药、糖尿病药、痛风药、降脂药又该怎么吃呢？手术过程中还会不会用药啊，需要我做皮试吗？

Dr李：不要着急，小王，术前药物服用可大有讲究，听我慢慢给你说。对于正在服用降压药、降糖药、抗凝药等药物的患者，其应提前告知管床医生和麻醉医生，由医生判断是否需要继续服用，切勿私自服用或临时停药。通常抗凝药、抗血小板药、复方降压制剂、中枢系统药物、中草药等需术前停一周以上；部分类型降压药、利尿药、降脂药，以及胰岛素等降糖药需手术当天停药；也有一部分药不能停，可在手术当天喝一小口水送服，总的来说还是需要交给医生来判断。

根据手术情况的不同，可能会在术中使用不同的药物，最常见的是术前预防性使用抗生素，这是为了减少手术过程中感染的发生风险，改善患者术后恢复情况。抗生素使用前是需要进行皮试的，防止过敏的发生。另外，如果自己本身有食物、药物过敏史也需要提前告诉管床护士和麻醉医生哦。

7. 小王：医生，对于明天的手术，我还是不太清楚我需要做什么，你能详细给我讲讲手术方式以及手术风险吗？是不是需要我家里人过来签字？麻醉也需要签字吗？

Dr李：手术的详细方式是由外科医生根据您的专科疾病情况，结合相关检查结果制订的。手术方式的讲解也是由外科医生来做的，通常在手术前一天，手术医生会详细告诉您手术的方式、入路、切除范围、术程风险、术后并发症等，还会耐心解答您关于手术的所有疑问，最后需要您和家人一起作出同意手术和治疗方式的决定，然后在手术同意书上签字。

　　和手术术前谈话相似的，麻醉医生也会对需要手术的患者进行术前访视和术前谈话。麻醉医生会初步了解患者的手术方式、基本身体情况、检查检验结果等，通过这些结果制订麻醉方案。方案中包含麻醉方式选择、麻醉监护选择、麻醉药物选择、麻醉术程管理方案确定等专业内容。比如说小美确诊了甲状腺肿物，这个手术需要通过气管插管进行全身麻醉，小美平时身体相对较好，麻醉医生就会采用相对常规的术程管理策略；如果患者是一个 90 岁高龄的老人家，麻醉医生可能会有更复杂的策略和更精细的监护手段。麻醉医生会在手术前向您说清楚这些细则。当然了，您完成了麻醉术前谈话后也需要和麻醉医生签署麻醉知情同意书，在整个过程中麻醉医生也会耐心解答您的问题，不用太担心。

8. 小王：医生，我想了解你们具体是怎么评估患者的身体好坏的呀？麻醉方式又是怎么选择的呢？

　　Dr 李：术前通常是从几个方面去评估患者的身体情况，即几大系统的功能情况，特别是循环系统和呼吸系统，患者的检验检查结果、麻醉操作相关评估结果等，最后会有一个综合评分，我们称之为"ASA麻醉分级"。循环系统评估会着眼于患者平时的活动情况、既往病史、心电图检查结果、心脏超声检查结果、血管超声检查结果等多方面进行评估，其他系统的评估也相类似。检验检查结果的查看也是为了辅助评估情况，包括凝血系统评估、肝肾功能评估等。麻醉操作相关评估与麻醉方式选择有一定关系，全麻患者我们会评估其气管插管的难易程度，包括患者张口度、颈部活动度有没有受限、牙齿有没有缺损等；对于椎管内麻醉，我们会评估患者的脊柱发育情况、凝血功能等。

　　我们秉承"有效，安全，节约"的准则选择麻醉方式。首先要做到患者术程的麻醉有效。像甲状腺手术或者头面部手术，采用局部麻醉不能达成麻醉有效的标准，或者说在局部麻醉过程中风险较高、整体操作复杂，我们就会选择全身麻醉。全身麻醉在麻醉管理上难度更高，更需要麻醉医生的全程守护，精细地调整入睡后患者身体的每一处活动；而对于肢体手术，比如脚踝骨折、手指骨折等，我们更愿意选择局部麻醉，让一部分身体没感觉来完成手术，这样更节约时间，麻醉过程也更方便。

9. 小王：医生，手术前需要沐浴更衣吗？我身上有个平安符可以不取下来吗？手术中为什么要脱衣服？

Dr 李：小王，手术前最好给自己好好洗个澡，因为手术后很长一段时间都不适合洗澡。像天气热的时候，长时间不洗澡真的非常难受。手术当天的早上，也需要洗漱哦，不用担心刷牙会咽下去水。只要不是刻意喝一口都是可以的，但是不刷牙一定会让麻醉医生记住你！

进入手术室后，随身物件都必须取下来，平安符、手链、项链等都不可以带进手术室哦。主要原因包含以下几个方面：首先，患者家属是不可以进入手术室的，进入手术室后会有手术医生、麻醉医生、护士等非常多的人员。手术操作过程中，患者处在麻醉状态下，医护人员也无暇保管这些贴身物品。其次，手术切口需要严格无菌，随身物品容易导致皮肤暴露，污染消毒区。最后，还有一些随身物品在手术时容易导致意外危险事故。比如，随身携带的金属物品容易导电，造成火灾等；而如果把打火机带进手术室，可能导致爆炸，非常危险。

至于手术为什么要脱衣服呢，其实也不是所有的手术都需要脱衣服，要看具体的手术位置和手术方式。脱掉衣物的主要作用是方便暴露出手术区域的皮肤。手术无菌原则要求，手术切口外至少需要有半径15 cm 以上的消毒范围，所以当做一些腹部手术的时候就需要脱掉上衣，甚至有的需要消毒到大腿。对于手术来说，消毒是其重要的组成部分。麻醉、消毒、止血和缝合是现代外科医学的基础技术，是外科发展的基石。人的皮肤上总会附着各种各样的致病细菌，所幸是在皮肤的保护下，这些细菌不会进入人的身体。但如果是做手术期间，事情就不太一样了。现代医学要求对手术切口范围进行消毒，这样可以有效杀灭原先附着在皮肤上的致病细菌，让细菌不会跟随伤口进入人体。同时，手术室的空气、外科医生的手、外科医生的手术刀都是要严格消毒的。消毒技术的兴起有效降低了术后感染发生率。

10. 小王：医生，手术前麻醉医生会来看我吗？我好害怕会痛。手术过程中我会醒过来吗？我还需要和麻醉医生聊些什么啊？

Dr 李：不用担心，麻醉医生会非常关注疼痛管理的问题，包括术中和术后。首先要明确，我们手术是全麻下进行的，那患者会不会中途醒过来呢？这是个非常好的问题，在术中醒来是非常严重的麻醉医疗事件。我们称之为"术中知晓"，意思是当外科手术进行全身麻醉的时候，患者的肌肉因药物作用而瘫痪，但意识依旧清醒。这个时候在外人看来，患者没有对外界做出任何反应，但实际上他是清醒的。如果在这种状态下进行手术，那么每一次切割、结扎、穿刺、上药……患者都会清楚地感觉到。听起来是不是非常可怕，大多数经历术中知晓的患者会留下终身的创伤后应激障碍。所幸的是，发生术中知晓的概率非常低。据统计，我国这类事件的发生率为 0.1%～0.2%，且主要发生于特定手术类型，如心脏手术麻醉、颅内肿瘤手术麻醉等。随着现代医学水平的进步，麻醉医生也有更丰富的用药方案，包括长短效药物联用、静脉麻醉药与吸入麻醉药联用等，以及更精准的监测仪器，如术中脑电监测、术中熵指数监测等仪器，去避免术中知晓的发生，尽可能把术中知晓的发生率降到 0。

关于手术疼痛的问题。手术过程中，在长、短效止痛药、镇静药的作用下，您是不会感受到疼痛和不适的，对整个手术过程也是没有记忆的。术后疼痛也是麻醉医生关注的重点。现代医学发展到今天，我们已经有非常丰富的手段去改善术后疼痛，做到真正舒适化、无痛化的医疗。首先，对于甲状腺切除手术，大部分患者不会有太明显的疼痛感。如果要打分的话，以满分 10 分代表痛不欲生，那么单纯的甲状腺手术可能只有 5 分痛，腔镜甲状腺手术可能有 6 分痛。麻醉医生术后会使用长效止痛药物进行基础镇痛，通常会保证 4～6 小时内无痛感，之后病房的外科医生再根据需要追加止痛药物。另外，麻醉医生还会视情况，给患者配备静脉止痛泵。可别小看它只是一个"小背包"，止痛泵里包含了几种配比的静脉止痛药和一些辅助用药，是麻醉医生根据您的基础身体情况，按照说明指南和个人经验配置的。现在的止痛泵设计采用的是静脉自控镇痛。简单地说就是"小背包"每个小时会固定给你输注一定量的止痛药；而当您特别疼痛，或者需要活动且可能牵拉伤口的时候，您可以自己控制追加止痛药。这样的设计能够更个性化地解决术后疼痛问题。对于部分大手术，麻醉医生还有硬膜外镇痛、神经阻滞、伤口局部浸润等多种方法去降低患者的疼痛感。总而言之，无痛诊疗是我们毕生的追求。

关于手术后的状态，您不用担心。手术后，患者通常会因为手术创伤和麻醉药物的遗留作用而感到疲惫，想要睡觉，极少部分老年患者会出现神志不清的情况，我们叫作"术后谵妄"。麻醉药慢慢失效的过程中，其他的止痛手段会持续生效或者被补加入进来，这整个过程是平稳而舒适的。

11. 小王：医生，我明天就手术了，今晚真的特别紧张，有没有什么办法让我睡着啊？我想我失眠了。

Dr李：小王啊，您的心情我非常理解，手术前确实很少有人能够气定神闲地睡个好觉，不要过于刻意地让自己睡觉，要学会先放松精神。比如在睡前洗个热水澡、在病房做一些简单的瑜伽、听一些舒缓的音乐、看一部治愈系的电影，都是非常好的选择。另外，如果对于手术，对于麻醉还有什么担心的话，也不妨及时找相关医生聊聊天，解开你的疑虑。毕竟手术是个医患相互信任的过程，打消你的所有疑虑、取得你的信任，医生才可以放手一搏。最后，如果仍然难以入睡的话，可以拜托值班医生给你准备一粒安眠药，不要抱有心理负担，吃一粒，好好睡一觉，以最好的状态迎接明天的手术！

（赵迪舟）

术 前 评 估

1. 什么是术前评估？为什么要进行术前评估？

术前评估是麻醉医生对患者病情及术前准备的判断和对围手术期的整体评估，主要评估患者对手术麻醉的承受能力，并制订相应麻醉方案。医疗界有一句流传甚广的俗语："只有小手术，没有小麻醉。"除了手术本身的复杂程度外，患者能否安全承受手术在很大程度上与患者本身的状况和术前准备情况有关。因此，术前对患者进行访视，熟悉其既往病史，综合患者生理状态、重要器官功能、手术创伤及麻醉风险，评估患者能否耐受手术、术前需要如何准备，以及术中、术后即刻需要何种程度的监护及相关治疗。这是围手术期至关重要的步骤。

2. 不需要住院的手术需要术前评估吗？

需要的。不住院的手术称为"日间手术"。它通常是指一些时间短、刺激小、并发症少、恢复较快的手术，患者手术后经相对短时间的观察便可以回家休息。这类手术不仅对手术的种类有要求，对患者自身整体健康状况的要求甚至超过普通住院手术，因此在手术医生提出此类手术申请后，患者需要经过麻醉医生的术前评估，确认是否具备安全接受此类手术并快速出院的条件。

另外，如今的医疗已经向"舒适化医疗"发展，具体表现为越来越多的患者接受常用却不容易耐受的检查，如胃肠镜、气管镜时需要麻醉来避免痛苦和恐惧，而舒适化医疗的前提是保证患者的安全。因此，患者在预约这些"无痛"检查项目前，也需要接受麻醉医生对其健康状况进行了解和评估。

3. 术前评估在什么时候，由谁来进行？

住院患者的术前评估通常是在麻醉医生收到手术安排后、于手术前进行的。术前评估的进行地点依不同医院麻醉科的规定不尽相同，可以是住院部床边、手术室以及麻醉术前评估门诊。现在国内一些医院对非住院手术和无痛检查的术前评估采取麻醉评估门诊的形式。患者于手术/检查单开具后前往评估门诊，由出诊麻醉医生进行评估。

4. 麻醉评估门诊的术前评估包括什么内容？

麻醉评估门诊的术前评估需要对患者麻醉相关的病情及既往病史进行询问。如检查疾病的严重程度，是否现在需手术；有无影响麻醉或增加麻醉风险的症状；现在有没有慢性全身性疾病，如果有的话病史有多久，最严重的时候是什么情况，采取过什么治疗，现在正在服用什么药物或进行什么治疗，该疾病现在的控制情况、最近的检查结果怎样。针对不同患者可能会进行一些简单的相关体格检查，了解最近的基础疾病相关检查结果或常规全身体检结果。如麻醉医生认为患者提供的病历资料不能满足术前评估的需要，还会开具一些术前检查，检查结果应符合相关手术/检查的麻醉条件；如麻醉医生认为符合麻醉要求，会通知患者进行下一步的手术/检查预约或准备。

5. 患者在麻醉评估门诊进行麻醉评估需要注意什么？

麻醉评估门诊一般需要患者本人持手术医生或门诊医生开具的手术单或检查单前往，如患者无民事行为能力，需监护人陪同；沟通有困难的患者，需熟悉其既往病史者陪同。患者需针对自身身体健康状况回答麻醉医生的相关问题，有既往慢性疾病或重大手术史的尽量携带相关病历资料；如果有正在服用药物或进行其他治疗的疾病，需要告知麻醉医生。麻醉医生根据病情需要会进行一些简单的体格检查，如血压测量、心肺听诊、气道评估等。患者在麻醉评估门诊应尽量不穿着过厚且不易穿脱的衣物，不要包裹整个头面部。

6. 住院手术的术前评估大概包括什么项目呢？

根据医院的规定，住院手术的术前评估可能发生在患者入院后从决定手术到手术前的任意时间。住院手术术前评估的基本内容包括：

（1）让患者阅读住院病历及检查检验结果；了解此次需麻醉手术的疾病本身严重程度及其有无侵犯重要脏器与血管，是否对建立人工气道及动静脉通道产生影响，预计出血量以及对相关器官功能的影响；通过既往基础疾病情况，目前重要器官功能，评估能否耐受此次手术及存在的风险，有无麻醉相关的过敏史及家族遗传病史。

（2）面诊患者本人，对现病史、既往病史及家族史进行补充询问，进行麻醉相关的体格检查，如是否存在困难气道，判断简单心肺功能代偿能力、拟穿刺的血管情况等。

（3）向患者及其家属交代围手术期风险、术前注意事项、术后可能需要重症监护治疗等。

7. 麻醉医生评估后可能会判定手术不能如期进行，是真的吗？如果手术被叫停了怎么办呢？

是的。如果术前评估后麻醉医生经专业判断，认为患者在现有条件下不适合进行此次手术麻醉，有可能暂停或推迟手术。暂停或推迟手术的原因可能有：

（1）患者欠缺麻醉评估所需病历资料，如有困难气道风险需行喉镜、纤维支气管镜检查，有明显冠脉缺血症状患者需行冠脉血管造影等，完善检查后进行充分准备或证实病情可以耐受手术后，可改期再行安排手术。

（2）患者目前术前准备尚不充分，需完成术前准备后再行手术，如需椎管内麻醉的患者抗凝药物停用时间不足。

（3）患者目前重要器官功能欠佳，无法耐受此次手术，或现有基础疾病控制不佳，此时麻醉手术风险大于收益。如严重心肺功能不全患者拟行非急诊手术，这种情况需相关科室进一步治疗现有疾病，优化器官功能后再行手术。

（4）现有医疗条件暂时无法保障手术安全，如拟大量出血的手术恰逢库存血制品量不足，此时相关医疗部门会依据手术紧迫情况尽快进行协调，患者需理解并耐心等待。

8. 为什么我和隔壁床老张做同样的手术，采用的麻醉方式却不同？为什么邻居老王和我有一样的慢性病，他不能手术而我却可以？

麻醉禁忌证是指患者存在某些特殊情况以致不能实施某些麻醉方

式。存在麻醉禁忌证时，由麻醉方式导致的严重后果将超过患者手术的收益。不同部位及伤害性刺激强度不同的手术，选用的麻醉方式不同，而不同的麻醉方式存在着不同的麻醉禁忌证。反过来，存在麻醉禁忌证的患者也影响着麻醉方式的选择。举个例子，同样是膝关节置换手术，老张近期做过冠脉支架置入术，正在服用抗凝药物，存在椎管内麻醉禁忌证，但肺功能正常，因此采用全身麻醉较为安全；而您有重度慢性阻塞性肺疾病（COPD）的病史，实施气管插管全麻对您来说风险过高，因此采用椎管内麻醉。您的邻居老王和您一样患有COPD，但他因病症急性发作入院，病情刚刚得到控制，属于气管插管全麻的禁忌证；而且他需要进行的是喉部手术，椎管内麻醉的范围不能满足手术需要，所以他暂时不能进行手术，需等基础病稳定后择期手术。

9. 王奶奶患高血压病多年，吃了好多种药来控制血压，现在她需要手术了，术前评估都有哪些项目呢？

高血压病是常见心血管疾病之一，常引起心、脑、肾等重要器官的并发症。高血压病程越长、血压越高、血压波动越大的患者，器官受累风险越大，围手术期出现严重并发症甚至死亡事件的概率明显更高。高血压病患者术前用药控制满意不应随意停换药；不满意或未用药治疗，降压目标应在 140/90 mmHg 以下，高于 180/110 mmHg 的不宜进行择期手术。术前如使用利血平（复方降压片、北京降压 0 号）控制血压，应停药 1 周后再行择期手术，避免术中难复性低血压；若患者使用的是其他降压药物，术前麻醉医生会根据患者情况和手术种类告知是否需要停用。

10. 小刘的爸爸患有心脏病，具体是哪种类型小刘也不太清楚。现在他爸爸患了结肠癌需要全麻手术，术前评估时需要做什么检查？什么情况下需要推迟手术呢？

手术麻醉风险一般和心血管器质性病变的程度正相关。麻醉医生常用运动量耐受程度评估患者心脏器质性病变的程度，即在术前询问病史时会询问患者及其家属，患者平时能从事什么程度的体力活动、生活能否自理等。同时，麻醉医生还会根据纽约心脏协会分级（NYHA）及心脏风险指数分级对其心功能及心血管事件危险性进行评估。若评估发现并发症发生率高，则术前还将进行进一步检查（如动态心电图、超声心动图、冠状动脉 CT 及造影等）来评估风险。

常见的心脏病包括两类：一类是缺血性心脏病。患者常听说的"冠心病、心绞痛、心肌梗死"都属于这一类疾病，是各种原因引起的冠状动脉狭窄或堵塞导致的心肌缺血甚至坏死。这类心脏病发病急，对心功能损伤大，严重危害生命安全，也是围手术期严重事件甚至死亡发生的主要原因之一。既往有缺血性心脏病史的患者入院时，应携带好相关检查单据，将现有症状及治疗、诱发因素及缓解方式，以及心梗史及冠脉支架置入或搭桥史告知医生，必要时需再接受冠脉相关检查以明确狭窄部位及严重程度。30 天内有心梗发作、3 月内植入冠脉支架的患者择期手术风险极大，需将具体情况如实告知医生，由手术麻醉医生团队和心血管专科医生共同评估并制订诊疗方案。

另一类常见的心脏病是心脏瓣膜病，多由年纪增大、风湿等因素引起，也可能继发于感染及缺血性心肌病。这类疾病的围手术期风险取决于心脏瓣膜病的严重程度。患者应向医生告知自己病程的长短、现在是否有症状、正在服用的药物或进行的治疗。术前医生可能会安排超声心动图评估心功能。若患者存在症状严重（如严重二尖瓣、主动脉瓣狭窄）或存在急性心力衰竭、心源性肺水肿等情况，非心脏手术需推迟，先行心脏的相关治疗。已经接受过瓣膜置换手术的患者不要自行停药，等待相关团队会诊。

11. 我是一名因心律失常安装过起搏器的患者，现在需要接受手术，这会影响我的术前评估吗？

心律失常分为快、慢两类：快速型心律失常常表现为房颤、早搏和室上性心动过速，慢性心律失常常表现为传导阻滞等。如果患者已经感觉到症状或影响血流动力学，需经心血管科进一步检查并治疗后再进行择期手术；已经进行过药物或手术治疗的患者则需阐明病情，不要随意停药；已经安装永久起搏器的患者，需确认已按期维护起搏器，并向维护起搏器的医生咨询自己安装的起搏器类型。

12. 我是老王，上次我因 COPD 急性发作住院，检查时发现我有喉癌，但医生说我的情况暂时不适合喉癌手术，现在我的 COPD 控制良好出院了，请问术前评估有什么需要注意的地方吗？

COPD 急性期确实不适合非急诊手术。控制良好后进行手术之前，麻醉医生会询问您平时的症状、肺功能障碍的严重程度、平时使用的药物，现在是否存在肺部慢性感染以及肺高压、肺心病合并症等，如果有相关检查结果，建议携带以方便医生评估。现在使用的药物也需持续使用，不要停药。

由于麻醉特别是全身麻醉对肺功能本身存在一定损伤的，因此需要肺功能有一定的代偿空间。手术前医生可能仍需要进行一些检查或试验来评估肺功能，包括肺功能检查、屏气试验、吹气试验、步行试验及心肺运动试验等。

13. 我是老王的儿子小王，我爸住院等手术，我也想顺便做个无痛胃镜，但是我近年冬天都会发作哮喘，还可以接受麻醉吗？

哮喘患者，尤其是反复发作的患者，在麻醉手术/检查过程中容易受应激因素影响，诱发哮喘或严重支气管痉挛，导致机体缺氧，如果无法及时缓解，就会造成器官损伤甚至死亡等严重后果。因此，两周内有急性发作的哮喘患者不建议进行择期手术及检查的麻醉。即使哮喘控制良好，麻醉医生仍然需要了解患者常见的诱发因素及正在使用的支气管扩张剂和激素药物的方案，从而提出进一步的用药建议。

14. 小王还有一个儿子小小王，这次也想趁爷爷手术，做个疝气手术，但是他前两天有咳嗽、流涕、黄脓痰，能通过术前评估吗？

急性呼吸道感染导致的气道分泌物增多、敏感性增加，是围手术期气道高反应性和肺部并发症的重要原因，择期手术建议在呼吸道感染症状得到控制的 1～2 周后进行。

15. 李先生的爷爷两个月前脑梗了，现在其他功能都恢复得很好，只是双脚没有力气，家人想给爷爷做腰椎手术，让他可以生活自理，术前评估需要注意什么呢？

脑血管疾病是围手术期常见合并症之一，也是患者围手术期致死或致残的重要原因。近期发现，脑卒中尤其是 3 个月以内发生过脑卒中的患者，在非心脏手术后，其心血管事件发生率更高，因此对于近期脑卒中或短暂性脑缺血发作（TIA）患者，建议择期手术推迟至 3 个月以后更安全。对于 3 个月以前发生过脑血管疾病的患者，麻醉医生将综合评估卒中类型、现有抗凝治疗、后遗症情况及合并症，并预计围手术期再次卒中的风险，有必要的时候进行双侧颈动脉超声或脑部核磁共振（MR）等进一步检查。

16. 糖尿病患者的术前评估有哪些要点呢？

糖尿病现在是中国第一大慢性病。手术创伤、麻醉、术后感染等因素本就影响机体血糖水平，促使血糖升高。围手术期血糖异常会增加手术患者感染、伤口愈合延迟、心脑血管事件等并发症的发生率，延长住院时间、影响远期预后，甚至增加死亡率。糖尿病患者常常合并器官功能损害，如视网膜、心脑血管、肾和自主神经等器官功能损害。因此，糖尿病患者手术麻醉的风险大于正常患者。糖尿病患者术前需将血糖控制在相对正常且稳定的水平，目前通常认为空腹血糖≤8.3 mmol/L、餐后血糖≤13.9 mmol/L、糖化血红蛋白（Hb A1c）≤7% 提示血糖控制满意，围手术期风险较低。对行中、高危手术的糖尿病患者，麻醉医生术前要了解糖尿病分型、目前的治疗方案、血糖控制的平均水平和波动范围、低血糖发生情况及并发症情况，术前有必要检查心脑血管和肾功能。

糖尿病并发症如糖尿病酮症酸中毒和高渗性高血糖状态是可能危及生命的急性并发症，非急诊手术应该推迟，尽量在血 pH 和渗透压恢复正常后手术。当患者的 Hb A1c≥8.5% 时，由外科、内分泌科、麻醉科等多学科会诊评估，基于患者总体生理情况和手术紧急程度，个体化决定是否推迟手术；当患者的 Hb A1c≥9% 或随机血糖≥13.9 mmol/L 时，建议推迟择期手术。

17. 我以前接受过甲状腺手术，现在仍然在口服甲状腺素，术前评估有哪些注意事项吗？

既往患有甲状腺疾病且仍在治疗的患者，在手术麻醉前应复查甲状腺功能。存在甲状腺肿大的患者，特别是出现气道压迫的患者，在麻醉前要进行影像学检查。常见甲状腺疾病有甲状腺功能减退和甲状腺功能亢进两类。稳定型的甲状腺功能减退患者，允许施行择期麻醉和手术；若是实施大型及高风险手术，需推迟择期手术，并给予甲状腺素补充治疗；对严重甲状腺功能减退、黏液性水肿昏迷的患者，则应禁止择期手术。对甲状腺功能亢进的患者，推荐甲状腺功能控制稳定，T3、T4 水平正常且静息状态心动过速得到控制后行择期手术。

18. 赵阿姨有乙肝病毒携带史多年，近期出现了肝功能异常，还能做子宫肌瘤手术吗？

肝脏是人体合成、分泌和代谢许多必需物质的场所。异常的肝功能可以引起许多病理生理改变，从而增加麻醉手术风险。同时，患者围手术期服用的大部分药物都需要经由肝脏进行生物转化、代谢和消除，较差的肝功能可导致药物作用时效延长，增加麻醉的难度。麻醉医生术前会对肝病患者的肝功能及并发症进行评估：对急性重症肝炎患者，建议推迟择期手术；有严重低蛋白血症、贫血及凝血障碍等并发症的患者，应积极治疗后再实施择期手术。

19. 因患慢性肾脏疾病而长期进行透析治疗的患者还能实施麻醉吗？麻醉后会不会醒不过来？

肾脏是重要的排泄器官。患者的肾功能不全可能会导致药物或有活性的降解产物过度堆积，造成药效延长或某些副作用。同时肾功能不全会造成内环境的体液、电解质酸碱平衡紊乱，心血管功能、红细胞生成和凝血功能障碍，因此肾功能不全患者的手术麻醉风险显著增加，围手术期评估及管理极为重要。患者需携病历资料特别是肌酐等肾功能相关指标的既往检查资料，以便麻醉医生充分了解疾病现状。一般来说，肾功能不全的患者需进行心血管系统检查评估，纠正严重的电解质紊乱和代谢性酸中毒，尿毒症、规律透析的患者应在高风险手术前进行透析治疗。

20. 小美平时身体很弱，面色苍白，容易乏力。医生诊断她患有贫血，她的术前评估有什么需要注意的吗？

严重贫血（血红蛋白值＜7 g/dL）的患者在行高风险手术前，建议输血治疗；择期手术患者当术前确诊为缺铁性贫血时，建议补充铁剂或促红细胞生成素治疗，纠正贫血，减少围手术期输血并发症。患者如长期不明原因贫血，建议先排除血液或凝血障碍相关遗传疾病，确保围手术期安全。

21. 上面提到的慢性病患者大多数是老年人，是不是小朋友就不需要术前评估呢？

不是的。由于儿童的生理特点、常见疾病和麻醉关注点和成人都有不同，而且儿童的体表面积小、体液占比大、器官发育不成熟，围手术期容易出现病情急剧变化的情况，其机体更容易受打击，因此更需要充分评估并对可能发生的情况制订预案。除病史和体格检查等评估与成人一致外，儿童的术前麻醉评估具有特殊性。患有遗传代谢性疾病或各种畸形综合征的患儿，应进行细致深入的评估。由于部分先天性疾病可能合并多种器官畸形缺陷，因此特别是对合并心血管和气道畸形的患儿，术前应进行相关的检查。早产儿的风险较足月儿更大。

儿童急性呼吸道感染较常见，会增加喉痉挛、支气管痉挛、肺不张和术后肺炎等并发症的发生率。即使轻微的呼吸道感染也可能增加患儿的气道高反应性，所以儿童呼吸道感染的术前评估较成人更加严格。如果患儿有喘息、严重咳嗽咳痰、肺炎等下呼吸道感染症状，应延期择期手术，必要时最好推迟4～6周再行择期手术。

22. 我是个身体健康的成年人，工作很忙，我做手术或者检查之前是不是就可以不做术前评估了？

不是的。即使是完全健康的成年人，麻醉医生在术前评估时仍有许多工作要完成。

首先，任何手术麻醉前都要进行麻醉风险和手术风险的综合评估。

其次，所有手术患者都要接受麻醉专科评估，包括以下两方面。

（1）为建立人工气道而进行的术前气道评估。气管插管全麻是手术麻醉有效性和安全性的最后一道防线，在短时间内建立有效的人工气道是麻醉医生工作的重中之重。术前气道评估可早期识别困难气道、降低未预料的困难气道发生率，是正确处理困难气道、做好充分准备的前提。一些困难气道的危险因素可直接从患者外观观察获得，再综合上唇咬合试验、改良 Mallampati 分级、甲颏距离、张口度等体检方式和各种影像学方法，作为困难气管插管的评估指标。

（2）拟施行麻醉方式和相关操作的禁忌证评估，如椎管内麻醉/镇痛、神经阻滞麻醉/镇痛、各种动静脉穿刺等。

最后，除对患者的基本状态进行了解，完善相关检查外，麻醉医生在术前评估阶段也会对患者进行一些麻醉前宣教。包括：提出一些有助于提高麻醉安全性的建议，如戒烟戒酒、肺功能锻炼指导等；宣传禁食禁饮时间；有针对性地给予患者心理疏导；简单介绍麻醉的方式方法以及进入手术室的流程，告知患者术后的镇痛方式，减轻患者的术前焦虑。

（沈月坤）

术前禁食禁饮

> 小王准备做手术了，医生交代他术前要禁食禁饮。

1. 小王：医生，我都要做手术了，也不让我吃饱再去，不能吃饭就算了，还不能喝水，为什么啊？

Dr 李：术前禁食禁饮是为你的安全着想，原因有很多，但最重要的一个目的就是预防麻醉过程中出现的"反流误吸"。食道的末端与胃的连接口有一块肌肉叫贲门括约肌，在正常情况下，它能起到防止胃内容物反流到食道的作用。当人麻醉后，贲门括约肌处于松弛状态，胃内容物容易反流至口咽部。麻醉状态下，人体吞咽及呛咳这种自我防护的反射减弱甚至消失，因此胃内酸性食物可能会反流入气管甚至肺中，导致严重的并发症，比如吸入性肺炎、肺不张、气道痉挛、呼吸道梗阻甚至窒息死亡。

2. 小王：什么情况下需要禁食禁饮？

Dr 李：接受全身麻醉、椎管内麻醉及神经阻滞或需要实施镇静的患者术前均应禁食禁饮。局麻或不需要麻醉的手术患者，原则上不需要禁食禁饮，但前提是患者的气道保护性反射正常，没有合并误吸的高危因素。需特别注意的是，原计划局麻的手术有较大可能更改麻醉方式的，外科医生也会酌情决定局麻患者是否需要做禁食禁饮的准备。

3. 小王：那我明天要做手术，今天中午开始就不吃饭喝水了，这样安全一点。

Dr 李：那倒不必如此，长时间的禁食禁饮反而可导致很多不良反应。比如，禁食禁饮时间过长可能使人体处于脱水状态，全身有效血容量不足，麻醉诱导期间更容易出现血压波动。若你没有被安排在第一台手术，则你可能会因长时间禁食而出现头晕、冒汗和四肢乏力等低血糖症状，反而延误你的手术时机。禁食禁饮的时间过长又有增加分解代谢的可能，手术的应激会使血糖升高，高血糖会带来一系列不利于机体的负面作用，如不利于术后伤口愈合。此外，长时间禁食禁饮会使患者感到饥饿、口渴，这些不适会增加患者术前焦虑，加重患者的应激反应和原有的基础疾病如糖尿病、消化性溃疡、高血压等，影响手术的进程和效果。有研究表明，长时间禁食禁饮还可能与术后恶心呕吐的发生率增加有一定的关系，所以并非禁食禁饮的时间越长越好。

4．小王：那我应该怎么做呢？

Dr 李：建议成人术前禁饮清饮料的时间大于或等于 2 小时。清饮料包括清水、糖水、无渣果汁、碳酸饮料、清茶、咖啡（不加奶）等。清饮料不等于流质，不包括酒精类饮品，也不包括米汤、牛奶制品等。饮用的清饮料量应小于或等于 5 mL/kg 或总量小于或等于 400 mL。建议术前至少禁食淀粉类固体食物 6 小时。淀粉类固体食物主要指面粉和谷类食物，如米饭、面条、馒头等。其主要成分为碳水化合物，含有部分蛋白质和少量脂肪。脂肪类固体食物在胃内的排空时间长，麻醉前至少禁食该类食物 8 小时。脂肪类固体食物主要指肉类和油炸类食物，其主要成分为脂肪和蛋白质。

5．小王：那所有手术人群都适合以上原则吗？

Dr 李：并非所有手术人群都适合。新生儿和婴幼儿如果处于母乳喂养阶段，术前禁食时间应大于等于 4 小时；如果是吃配方奶和牛奶，则禁食时间应大于等于 6 小时。新生儿及儿童反流误吸的风险要高于成人，所以更要严格把控术前禁食禁饮时间。但新生儿和婴儿因体内糖原储备较少，禁食 2 小时后可在病房内静脉输注含糖液体，防止低血糖和脱水。还有一些急诊手术。比如急性脑出血等，因为患者病情，即使没有禁食禁饮，也要尽快进行手术，这就需要麻醉医生做好充足的准备再进行手术。包括给患者提前放置好胃管；尽量抽除胃内容物；使用中和胃酸的药物；或者让患者侧卧位，方便让其把胃内容物吐出来。在麻醉诱导的时候我们可选择在清醒状态下建立气道。手术患者如果合并糖尿病、贲门失弛缓、肠梗阻等影响消化速度的疾病，则需要延长禁食禁饮时间。若涉及消化道的手术，除了按规定禁食禁饮，通常还要接受特殊的胃肠道准备。

6. 小王：医生，我太紧张了，可以嚼口香糖吗？

Dr 李：我的建议是，不要嚼口香糖。有研究认为，即使术前咀嚼口香糖，患者也可以安全地进行手术。但这个行为的安全性需要更多的研究去佐证。对于无意中咀嚼了口香糖的患者，麻醉医生会根据手术类型和麻醉方式以及患者当时的身体条件等因素做出是否能按期手术的决定，但这确实有可能会给您带来手术被取消或者延迟的风险，所以建议要接受麻醉的手术患者术前不要咀嚼口香糖。

7. 小王：医生，那我明天早上可以刷牙吗，不小心吞了一口水怎么办？

Dr 李：可以刷牙，不小心吞了一口水没关系。刷牙清洁口腔、减少口腔菌群，对术后康复有一定的帮助。你只需做好个人卫生，严格遵照禁食禁饮的要求做好准备，不要人为地把自己置于"危险"之中。

（陈婉媚）

手术麻醉过程

小王进行甲状腺手术当天。

1. 小王：医生，我好紧张啊，为什么要脱我的衣服，这些线是干什么的？麻药已经在给了吗，现在就要开始麻醉了吗？是方教授给我做手术吗？他怎么还没来？

Dr 李：一般患者在手术当天由护士接进手术间，根据手术需求决定是否除去衣物，在手术台上躺好后会盖好被子。麻醉医生在患者躺好后会帮患者接好各种监护设备，如心电、血氧、血压、脑电、体温等等，所以患者身上会多出很多监测线。而患者在开始麻醉前会由医护人员在手上打一根比较粗的留置针建立静脉通路，补充患者术前禁食禁饮所欠缺的水分。静脉留置针也可用于输注麻醉药物、抢救药物、输液输血等。然后核对患者信息，包括确认姓名、年龄、性别、手术部位、手术名称无误。一切准备就绪后，才由麻醉医生经静脉留置针给予全麻药物。目前常用的麻醉药物有些是有注射痛的，所以如果您在给予麻醉药的过程中有短暂的手部疼痛感，无须害怕，告诉医生就可以了。患者的主刀医师在接到麻醉即将开始的通知后，会尽快到达手术间。

2. 小王：医生，我已经进入手术间，我老婆还要上班，她可以走了吗？

Dr 李：患者进入手术间开始手术后，家属如果无特殊原因，尽量不要离开。因为手术的具体情况有可能发生变化，比如发现术前没有预计到的情况或者发现新的病变范围等需要和家属沟通改变手术方式，征求患者及家属知情同意的情况，就需要及时和家属或者委托代理人谈话沟通。如果出现大出血、神经损伤、难以拔管等需要转入 ICU 进一步治疗的情况，患者处于麻醉状态无法做出决定，这时也需要和家属沟通。

因此在患者进入手术室开始手术后，家属仍需在医院范围内等候，以期能在较短的时间内到达谈话现场。

3. 小王：我在病房看到好多患者回去的时候不止手上有补液管道，脖子上也带了一条补液，那个也是麻醉以后才打的吧，术后留着会不会痛啊？

Dr李：一般在进行某些预计手术时间长、出血风险高、出血量大的手术时，麻醉医生会在患者麻醉后为患者建立多一条更粗的静脉通道，这条通道被称为"中心静脉通道"。因为通道置入的位置相较于手臂，距离心脏的位置更近、该处的静脉更粗大，药物也能更快地经心脏泵至效应部位，术中可以用于快速输血输液。在手术中也可以监测中心静脉压，了解心脏功能，指导液体补充。中心静脉导管由于固定稳固而不容易脱落，手术后可以用来输注抗生素等药物，也可供无法进食的患者进行营养液输注。该通道一般会在手术结束后根据治疗需要由管床医生拔除。当然，在某些情况下，可能会在患者接受麻醉前的清醒状态下建立该通道。不过，不用担心，在穿刺操作前我们会先局部给予局麻药物，患者不会有什么痛感的，可在超声引导下快速、准确地完成这项操作。除了中心静脉通道，麻醉后可能还会进行外周动脉穿刺置管，用来实时监测动脉血压。在心脏病患者手术前，为了保证麻醉诱导期间的生命体征稳定，这项操作可能也会在清醒的局部麻醉下进行，有的病例可能还要置入经食道心脏超声探头，用来监测心脏功能。

4. 小王：医生，我等会怎么麻醉啊，是不是打个麻醉针睡过去？不会醒不过来了吧？我好害怕醒不过来了。

Dr李：麻醉学经过百余年的研究发展，麻醉方法及麻醉药物都已经非常成熟，每年数以亿计的手术绝大多数都在麻醉状态下进行，而麻醉相关的死亡率已经降至五十万分之一甚至百万分之一，可以说比飞机失事的概率更低。我们麻醉医生的职责，就是让您平稳地入睡、安全顺利地进行手术、舒适地苏醒。

5. 小王：医生，那我不会手术中间醒来吧？看到过有人说手术中间醒过来，感觉到自己在做手术但是动不了也睁不开眼睛，想想就好可怕。

Dr 李：您有这个顾虑可以理解，生活中也遇到很多人不了解麻醉，以为我们麻醉医生就是"打一针麻醉针就走"，害怕因药物剂量不够中途苏醒。其实您大可放心，手术过程中，我们麻醉医生会一直陪伴在患者床旁，持续观察各项生命体征的动态变化，并让麻醉药物持续输入您体内，与机体自身对这些药物的清除构成一个稳态，从而使体内的麻醉药物处于一个比较恒定的浓度，维持麻醉效果，只有当手术结束时，我们停下药物的输入，您才会慢慢地从麻醉状态苏醒过来。

"有感觉却动不了"这种情况，虽然我们不会让它出现，但是确实存在着能产生这种效果的药物，那就是肌肉松弛剂。肌肉松弛剂最早是在南美洲的印第安人族群中使用的，他们发现某种植物的浆液可以杀死猎物，被带有这样汁液的弓箭射中后，猎物很快就会麻痹死亡，这种毒药被称为"箭毒"。慢慢地，经过提纯和试验，更新换代，具有这种作用的药物被用于麻醉手术之中，以提供良好的肌肉松弛状态，便于手术视野暴露，精细操作。不过这种药物都是在您已经睡着、没有意识的状态下才会给予，而在唤醒你的过程中，我们也会给予对抗这种药物效果的药物，让您充分恢复对自己身体的掌控。

6. 小王：医生，那我等会不会醒不过来吧？我听说有的人麻醉以后就醒不来了。

Dr：请放心。虽然全身麻醉镇静药物的作用机制还不明确，但随着麻醉深度的加深，患者脑电波的形态和频率会发生规律性变化，科学家根据这一现象制作了术中监测脑电波的仪器，可以通过脑电图的波动变化了解患者的麻醉镇静深度，从而能够在基本生命体征之外得到反映麻醉药物用量多或少的客观指标，为麻醉医生判断麻醉深浅提供有力证据。在手术麻醉过程中，麻醉医生会根据患者脑电图的情况动态调整药物剂量，使患者神经系统处于既不活跃也不过分抑制的状态，这有利于减少手术中的应激和损害。手术快结束时，麻醉医生也会根据情况及时停止麻醉药物输注，让患者迅速复苏回来。

7. 小王：医生，我是不是等会要插管？那得多难受啊，可不可以不插管？

Dr 李：全身麻醉是为了提供良好的手术条件，并且保证患者的生命安全。多种麻醉药物使用之后，您会入睡，进入肌肉松弛的状态，没有了知觉，也无法自主呼吸，因此我们要建立人工气道，连接麻醉机帮助您呼吸。另外，有套囊的气管导管可以防止胃液等流入气道引起误吸。对于高呕吐风险的患者，比如，术前吃了东西、肥胖、有孕、肠梗阻等的患者，对于气道的保护尤为重要。而对于头颈部、胸腹部等大手术，为了手术暴露视野等可能需要变换患者的体位，气管插管可以更好地保障气道的通畅安全；而且有些术后需要长期呼吸支持治疗的危重患者，也需要使用气管插管。在我们麻醉开始到达一定深度后，就会在您的气管里插入特制的导管并连接麻醉机，这时麻醉机就像您平时自己呼吸一样，为身体通气供氧。当手术完成，您苏醒之后，恢复了自主呼吸，恢复了正常的咳嗽反射，我们就会把这根气管导管拔除，您就可以慢慢恢复后返回病房休息。

在某些简单、快速的手术中，可能会用到喉罩作为气道工具。它类似于橡胶面罩，你可以理解为由口插入、放置于咽喉部的一种"面罩"。它的开口正对着声门，另一端连接麻醉机通气。喉罩不用通过声门及气管，因此它对气道的刺激和干预较小，插管时也不需要喉镜等器械，操作简单、创伤小，麻醉深度也不需太高的要求，可以在急救时建立紧急通气道，也可以使患者更快地从麻醉状态苏醒回来。因此，喉罩在短小手术中应用广泛。但由于喉罩与气道的密闭性不够，患者体位变动时容易发生移位，移位后也难以调整至合适位置，易导致麻醉机通气漏气，达不到人工通气的理想值；而且气道与食管毗邻，喉罩大面积的覆盖可能会使一部分通气进入胃内，增大胃内压力，增加呕吐、反流误吸的风险。喉罩的结构设计也使得难以通过它对气管内的分泌物进行吸引。最后，喉罩的置入是无法精准直视下进行的，全凭麻醉医生手下的感觉，困难的置入过程可能会引起咽喉部软组织的损伤、咽痛等。

说了这么多，其实就是在说气道工具的选择需要考虑很多问题。综合考虑手术操作的需要与气道安全，很多时候需要牺牲舒适度来选择更为稳妥的方法。

8. 小王：好吧，那气管插管有什么并发症吗？

Dr 李：麻醉过程中这一步非常关键，数分钟的过程也可能惊心动魄。因此，我们在手术前都会仔细地评估气道条件，查看张口度、牙齿情况，了解患者是否打鼾，颈部活动度如何，有无哮喘史等，以充分认识患者的气道情况，提前准备好最有效的方法，安全、迅速地建立人工气道。大部分并发症的发生都与插管的过程相关，如咽喉部软组织的损伤、咽痛等。这是由于局部的摩擦、炎性反应等，患者会有几天的不适、异物感，随着炎症消退和机体的修复，这些感觉都会消失的。

当然也存在困难插管后牙齿损伤、脱落，持续性的声音嘶哑、饮水呛咳这些少见的情况，如果出现以上情况，请及时告知医生进行处理。

9. 小王：医生，我睡着以后是不是你们就没什么事了，最重要的时间已经过去了？

Dr 李：医学界经常用开飞机来类比做麻醉的过程：麻醉前准备对应飞机起飞前检查，麻醉诱导对应飞机起飞，麻醉维持对应高空飞行，麻醉苏醒对应飞机降落着陆。虽然麻醉医生面前没有飞机机长面对的那么多仪表盘，但监护仪、麻醉机、患者身体上大大小小的管道、周围各式各样的设备，都是我们密切监测的对象。我们从中获取患者最即时的诸如心率、血压、血氧、体温、呼吸、出血量、输液量、尿量等反映患者基础生命状态的数据，不断地调整我们的用药、各项设备仪器的参数。除了维持患者麻醉的状态不能过浅或过深，更要从中找到异常的情况，及时发现、判断、解决问题，使患者平稳地度过手术期及复苏期。能不发生危机最好，如果发生危及生命的情况，也能够及时有效地抢救处理从而极大地提高患者的生存率、减少并发症的产生。有友科的医生开玩笑说："麻醉医生没什么事干的时候，我心情很轻松还能开玩笑；麻醉医生一旦忙起来，那我就提心吊胆起来了，患者是不是出什么问题了？"生命是顽强的，生命也是脆弱的，"进入麻醉状态的患者生命系在麻醉医生手中"这句话一点也不为过。麻醉医生就像广大的幕后工作者，做了很多工作，却不太为人熟知。不过这不重要，只要每一位患者都能平稳、顺利地度过手术期，安然入睡，倏然醒来，只感觉自己做了个很美的梦、睡了一个好觉，那我们就非常开心愉悦了。

10. 小王：哇，那麻醉还是很重要的嘛，医生，全麻有什么风险吗？我前几年做过阑尾炎的手术，当时我记得是在背上打针的，这次怎么不一样呢？

Dr 李：虽然与麻醉相关的死亡率已经很低了，但是麻醉风险仍然存在。全麻中常见的不良反应有药物引起的头晕、术后恶心呕吐、寒战等；有气道建立过程中造成的牙齿、口咽部软组织的损伤等；也有保温不完善引起的低体温，血管穿刺过程中造成的局部血肿、神经损伤等。比较严重的麻醉并发症包括药物过敏反应、吸入性肺炎、术中知晓、脑损伤、心律失常乃至心搏骤停、死亡，这些都有可能发生。这些风险与麻醉药物、操作、术中处理都有关系，需要我们更好地进行术前评估以及术中监测，及时发现问题、处理问题。

全麻没有绝对的禁忌证，但全麻药对一些危重患者心血管系统的影响可能会导致病情加重。麻醉方式的选择除了要考虑到手术的要求、患者的自身条件，还要考虑到麻醉医生对不同麻醉方法的熟悉程度、不同机构麻醉设备的配备条件。

相对于全麻而言，在背上打针，也就是俗称的"半身麻醉"，专业的名称是"椎管内麻醉"。它是指将局麻药通过粗针穿刺形成的通道注入脊髓或神经干的周围以使神经支配范围的疼痛信号传导中断。这时，患者的意识仍然存在，但是手术部位的痛觉消失了，这可满足短时间的下腹部或下肢的手术。相比于全麻，椎管内麻醉更为经济，也无须进行气管插管，对患者机体生理状态的干扰更小。但椎管内麻醉并非适用于所有患者，如果穿刺部位存在感染，脊柱神经系统存在畸形、解剖变异，患者存在凝血功能障碍等，椎管内麻醉就不能施行。

11. 小王：那么半身麻醉又有哪些风险呢？我都知道手术操作却又动不了，也很可怕啊！

Dr 李：很多患者害怕"半身麻醉"，因手术中不能睡觉，非常排斥、感到恐惧。其实大部分的情况下，麻醉医生都会在椎管内麻醉后辅助使用小剂量的静脉镇静药物以让患者达到浅睡眠状态，减少患者机体的应激反应。另外，为了缓解患者穿刺过程的疼痛，对除产妇外的患者在进行穿刺操作前也可以应用少量的镇静镇痛药物来减少疼痛，而且顺利的穿刺过程也仅会感觉到少许疼痛。还有人担心打完麻药却效果差，手术时疼痛难忍。其实我们在进行区域麻醉时，因为解剖的异常都存在麻醉失败或不完全的可能，这时候我们会根据麻醉的效果、手术的需要，决定是否更换麻醉方式或进行麻醉药物的追加，都是可以达到手术不痛的要求的。如果实在对半身麻醉有顾虑，也可以在术前谈话的时候，跟麻醉医生沟通。

小王手指受伤，要在臂丛神经阻滞麻醉下进行手术。

12. 小王：我等会是全麻吗？我要全麻，我好害怕！

Dr 李：不用担心，不同部位不同创伤的手术是可以应用不同类型的麻醉方法的，可以同样达到满意的麻醉无痛效果。类似于椎管内麻醉、神经阻滞麻醉的方法也是将局麻药通过穿刺针，注入支配手术相关区域的神经束周围，使其浸泡在一定浓度的局麻药中。疼痛冲动的传导逐渐被中断后，手术部位的痛感消失，达到手术操作需要的条件，即可开始手术。同样类似于椎管内麻醉，神经束中不同类型的神经被局麻药阻滞的效果有所差异，疼痛感先被抑制，而运动觉、本体感觉较晚被抑制，因此手术开始时，患者仍有触碰感，这是很正常的，不必担心。局麻药注入的位置越靠近神经，神经阻滞的效果就越好。在麻醉发展早期，神经阻滞麻醉需要通过刺激产生触电等易感或微小电流刺激神经来确定穿刺针尖的位置，操作时间比较久，效果也不确切。近年来，随着床旁超声可视化技术的快速发展，在超声探头的探查下，可以准确直观地观察到神经的走行及相邻结构、穿刺针尖与神经的相对关系。神经阻滞麻醉可以达到满意的手术条件，使用较少的药量即可达到完善的阻滞效果，而相关的并发症较少、对全身的干扰较小。因此，这些年，神经阻滞麻醉又逐渐受到重视。当然，因为神经被膜的存在，有时局麻药液被阻挡在神经之外，神经阻滞麻醉达到满意效果的时间较久。这时在满足禁食禁饮时间、排除全身麻醉的禁忌证后，也可辅以少量的静脉麻醉药，先在静脉麻醉的条件下开始手术，随着时间推进，神经阻滞的效果会越来越好的。整个手术过程中，为了避免手术操作对患者的心理影响，一般也会给予一些镇静药物使患者进入镇静状态。这种将各种麻醉方法结合在一起、同时应用的方法，被称作"复合麻醉"。因为通过不同方法阻断了手术创伤应激传导路径，麻醉镇痛的效果会更完善，每种方法应用的药物用量更少，相信这种方法会是今后常见的麻醉方法。

13. 小王：手术结束后，我多久能醒呢？醒来是不是就可以回病房休息了？

Dr 李：如果是全身麻醉为主的情况下，麻醉医生通过调控麻醉药物输注的速度及停止的时间，以及应用一些药物，在手术结束以及伤口缝合包扎完毕后，让患者逐渐从麻醉状态苏醒过来。在确定患者可以完全自主完成呼吸运动，恢复意识能够配合指令动作时，就可以将气管导管拔除，再观察 30 分钟左右（一般在麻醉后复苏室或手术间内），避免因药物代谢不完全产生的呼吸遗忘、呼吸抑制及其他特殊情况后，就可以返回病房休息了。而半身麻醉、神经阻滞麻醉等情况下，因为镇静深度较浅，手术结束后即可返回病房。

（杜徐航）

术 后 复 苏

小美今天做甲状腺手术，现在进手术室已经有3个小时了，滚动显示屏上显示手术已经结束。

1. 小帅：医生，我老婆今天做甲状腺手术，已经进手术室很久了，显示屏上也显示手术结束了，为什么还不见她出来？手术做得成功吗？

Dr 王：不要着急，您妻子做的是全麻手术，手术结束后还需要麻醉复苏，不能立刻就送回病房的。手术的具体细节您需要咨询手术医生。

2. 小帅：什么是麻醉复苏？全麻的患者都需要麻醉复苏吗？其他麻醉方式的患者需要麻醉复苏吗？

Dr 王：简单来说，麻醉复苏就是患者从麻醉状态恢复到麻醉前的状态。如果把麻醉开始当成飞机起飞，那麻醉复苏就是让飞机安全着陆的过程。全麻的患者通过药物、呼吸机维持着麻醉状态，而手术结束后麻醉医生停用麻醉药物，患者意识恢复、拔除气管导管，观察治疗至各项生命体征平稳，再推出手术室送回病房的这个过程即为"术后复苏过程"。从麻醉药物停用到麻醉作用完全消失期间，呼吸系统和循环系统潜在致命并发症的发生率相对较高。术后复苏过程由医生和护士对患者进行呼吸功能、心血管功能、神经肌肉功能、意识状态、体温、疼痛、出入量等的监测和处理，确保患者术后恢复期的安全，对预防和减少患者手术后恢复期的并发症发生、提高患者苏醒质量具有重要意义。所以全麻的患者都需要术后麻醉复苏，不能手术结束就立即返回病房。

当然，并不是只有全身麻醉的患者才需要术后复苏，实施其他麻醉方式的患者有时也需要术后麻醉复苏。比如椎管内麻醉联合静脉镇静手术结束后仍未清醒的患者，或者手术结束后生命体征不平稳而需要短时间严密观察的患者，都需要进行术后复苏观察，不会马上返回普通病房。

3. 小帅：那我老婆现在还在手术室里面？有手术医生陪着吗？

Dr 王：是的，您妻子还在手术室里面，但并不在手术间里了，她会被送到术后麻醉复苏的特定场所，将在麻醉医生和复苏室护士的陪同下进行麻醉复苏，手术医生不会一直陪着。理论上说，手术结束以后你老婆的手术操作治疗过程已经结束，手术医生会暂时休息，准备为下一位患者的手术。

4. 小帅：医生您刚才提到的"麻醉复苏的特定场所"是什么地方？

Dr 王：这个特定的场所指的是麻醉复苏室，通常全麻患者手术结束后都会转运到麻醉复苏室进行术后复苏，如晚间急诊手术则一般由麻醉医生在手术间对患者进行监护复苏。麻醉复苏室是麻醉医生除了手术间外的另一个重要的工作场所。复苏室用于接收、监测、治疗术后需要复苏的患者，通常配备麻醉科医生及麻醉专业的复苏室护士，有完善的监护仪器、呼吸机、保温设备、各类输液及常规急救设备和药物。复苏室一般设置在整个手术室的中心区域，手术结束后由一名熟知病情的麻醉医生和手术医生将患者由手术间转运至复苏室，患者在这个过程中一般还没有苏醒。

患者到达复苏室后，由复苏室护士接上监护仪，一般会常规监测脉搏血氧饱和度（SpO_2）、心电图（ECG）、无创袖带血压（NIBP）、体温及气道通畅程度，必要时还会监测呼末二氧化碳、有创压力、肌松、血气分析情况等。此外，麻醉复苏期间麻醉医生和护士还将定期对患者的呼吸功能、心血管功能、神经肌肉功能、意识状态、体温、疼痛、恶心呕吐、液体量、尿量、引流量以及出血量进行监测和评价，并根据具体情况进行处理和治疗。

5. 小帅：医生，那我老婆什么时候能出来？还要等多久？

Dr 王：根据麻药代谢情况和监测的结果，如果患者已满足拔除气管导管条件，复苏室的麻醉医生和护士在做好再次气管插管的准备后，充分给氧，吸引气管导管内、口腔内和咽部的分泌物后，拔除气管导管并给予面罩给氧；继续监测患者的神志、定向力、肌力、心率和血压、呼吸状况等，待患者情况稳定、恢复良好且达到复苏室的离室标准可送回普通病房。一般来说，停用麻药 30～60 分钟后患者可以苏醒拔管，拔管后观察至少半个小时，没有特殊情况的话就可以考虑送回病房。

患者在离开复苏室前会由麻醉医生做出是否可以离开的评估。全身麻醉复苏后可以离开复苏室的最低标准通常包括以下几点：

（1）易唤醒，意识清醒，定向力完全恢复。

（2）上呼吸道功能正常且反射恢复，有能力保持呼吸道通畅，呼吸量及频率足够且稳定。

（3）生命体征稳定至少 15～30 分钟。

（4）手术部位已不再出血。

（5）没有呕吐，疼痛得到控制。

小美术后转到复苏室已经 2 个小时，还没有返回病房。

6. 小帅： 医生，您不是说，一般患者拔管后观察半小时，没有特殊情况就可以送回病房了，为什么我老婆在复苏室待了 2 个小时还没有回病房？

Dr 王：前面说过，患者手术结束后，通常停用麻药 30～60 分钟后患者可以苏醒拔管，拔管后观察至少半个小时，没有特殊情况的话就可以考虑送回病房。但前面提过，术后复苏期犹如飞机降落过程，是一个危急情况高发期，常见的问题有苏醒延迟、低氧血症、恶心呕吐、寒战、疼痛、术后出血等。

手术后苏醒延迟可能由多种因素引起，以下是一些可能的原因：

（1）麻醉药物：手术中使用的麻醉药物可能会导致苏醒延迟。不同类型的麻醉药物有不同的作用时间和作用强度，有些药物可能需要更长时间才能从体内清除，从而延迟苏醒时间。

（2）手术时间和复杂度：手术的时间越长和复杂度越大，患者可能需要更长时间才能从麻醉中苏醒。此外，手术过程中可能出现的并发症和后遗症也可能影响苏醒时间。

（3）患者健康状况：患者的身体健康状况也会影响苏醒时间。患有某些疾病或患有多种疾病的患者可能需要更长时间才能从麻醉中苏醒。

（4）年龄和药物使用史：患者的年龄和药物使用史也可能影响其术后苏醒时间。老年人和长期使用药物的患者可能需要更长时间才能从麻醉中苏醒。

但针对以上大部分情况，经过药物的充分代谢和复苏处理后患者都能苏醒。

低氧血症是麻醉复苏期患者较常见的问题。气道梗阻（舌根后坠、插管后喉头水肿、喉痉挛、分泌物过多等）、麻药残余或疼痛导致呼吸抑制、引起通气不足是患者复苏期低氧血症的常见原因。而插管全麻呼吸机辅助通气、麻醉有创操作、手术操作等引起的肺不张、肺水肿、气胸等也会导致患者复苏期低氧血症。大部分复苏期低氧血症的患者通过吸氧或针对病因治疗后可以好转。

此外，复苏期的常见问题还有恶心呕吐、寒战、谵妄、疼痛等，这些问题都有针对性的处理措施，通过观察处理后患者均可缓解。

出现以上复苏期问题后需要延长患者在复苏室的观察时间，处理好各种问题后，如果患者情况稳定才可以返回普通病房。所以顺利的话患者在复苏室停留的时间可能是 1 小时，当然也有可能是 3 小时或者更长时间。如果没有特殊通知，那么家属请耐心等待接患者回病房；如果情况特殊，会有医生通知家属进行沟通并进行下一步的处理治疗。

7. 小帅：医生，您刚才说，如果没有特殊情况，家属就耐心等着接患者回病房；那如果有特殊情况患者就不能回病房了吗？这个特殊情况是指什么？

Dr 王：患者转运到复苏室进行复苏，麻醉医生及护士会及时动态地评估患者的病情，然后根据患者的病情演变，最终决定患者的去向。手术患者在复苏室中复苏后的离室流程及图示如下。

（1）病情稳定、恢复良好且达到离室标准的患者会被送回普通病房，包括没有发生并发症的患者和发生轻微并发症且处理后稳定的患者。

（2）病情不稳定且有发生严重并发症的可能性的患者，或者发生了严重并发症且经过及时救治病情恢复稳定但需要继续监测的患者，需要转入 ICU 病房。

（3）发生了严重并发症，经过救治后病情仍然不稳定，需要进一步诊治的患者，需要转入 ICU 病房。

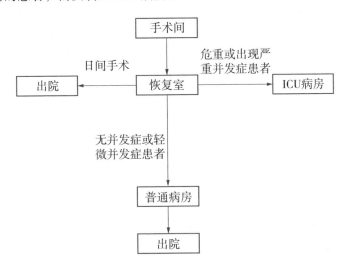

大部分患者经术后复苏后都可返回普通病房，但如果在复苏过程中出现了严重的并发症且短时间内无法纠正，或者病情不稳定的情况，需要转运到 ICU 病房继续监护治疗，如无法纠正的低氧血症、心血管意外、大出血，心脏或脑外科重大手术等。

8. 小帅：医生，我老婆如果还要在里面待很久，我可不可以进去陪她？

Dr 王：麻醉复苏室基于 ICU 封闭式管理理念，最初是不允许探视和陪伴的，因为家属探视和陪伴会影响复苏室的日常工作，也可能干扰到其他患者的恢复。虽然随着研究的深入和观念的更新，复苏室也逐渐改变了这一规定，但目前国内手术麻醉量大，而资源相对紧缺，大部分国内手术麻醉复苏室仍不能做到开放探视和陪伴——对于小儿及特殊人群，比如语言不通、高龄、不配合等患者可以视情况允许陪伴。

小美在复苏室终于苏醒，拔除了气管导管。

9. 小美：手术做完了吗？我的喉咙怎么这么痛？为什么说不出话？

护士：患者醒后的感觉因人各异，很多患者醒后觉得"很茫然""惊讶""睡了一大觉""大脑一片空白"，会反复问同一个问题，可能几分钟后才能想起来自己刚经历了手术，大部分恢复期的事情也会被遗忘。有些患者在深呼吸或者咳嗽时会感到伤口疼痛；大部分患者会觉得咽喉部不适或说不出话，这主要是与气管插管操作有关，一般通过术后雾化喷喉、喝水，数天会慢慢缓解，不必过于紧张。此外，还有部分患者会因留置导尿管刺激而有憋尿不适的感觉，因手术体位或长时间同一体位导致术后局部酸疼或胀痛等。出现以上任何不适可及时与复苏室的麻醉医生或护士反映，他们会提供解释和照顾，所以也请患者本人无须过度焦虑、紧张。

10. 小美：我什么时候可以吃东西、喝水？

护士：全麻复苏期的患者由于身体各机能还没恢复到术前水平，虽然患者会有明显的饥渴的感觉，但不能立马开始进食。不同手术类型要求术后进食的时间不同，患者回到病房后会有病房的护士告知什么时候可以进食。未进食前会有相应静脉补液进行补充，所以患者无须担心。

11. 小美：手术做得怎样，成功吗？

护士：大部分患者醒来都会询问手术是否成功、做得怎样，但复苏室的麻醉医生及护士对手术的具体细节是不了解的。一般能送至复苏室做术后复苏，并且成功拔管苏醒，说明手术已顺利完成。如需了解具体细节和过程，患者可等到返回病房再询问手术医生。复苏期尽量减少说话，避免加重咽喉不适。苏醒后的大部分患者仍在麻药的作用下昏昏欲睡，可安心继续休息，稍做深呼吸锻炼，待病情稳定以后便可返回普通病房。

（薛发玲）

回 到 病 房

小王的爸爸今早行全麻下肺癌根治术，现已回到病房。

1. 小王：医生，我爸爸说伤口好痛啊，痛到流眼泪，是不是麻醉失效了啊？

Dr 李：随着全麻药物作用的消失，患者的手术切口处会逐渐出现疼痛。术后疼痛是手术伤害刺激后的局部表现。实际上，疼痛除了在局部以"痛"的形式出现，还在全身以"情绪"等形式出现。我们常听说"疼不是病，疼起来真要命"，疼不单单是一种痛觉感受，更是一种身体上的折磨。疼痛会使患者出现愤怒、紧张、焦虑、难过等情绪。紧张、焦虑情绪可以反过来加剧疼痛症状。有些老年患者的表达能力不足，不愿意表达疼痛治疗的需求，这会导致老年患者疼痛治疗不足。疼痛会使患者不敢呼吸、不敢咳嗽。良好的镇痛能够帮助患者正常咳嗽、做深呼吸动作，帮助患者早日施行肺功能锻炼、离床活动，缩短患者的住院时间。

2. 小王：医生，我们手术结束后配了镇痛泵回病房的，您看这个装置有用吗？

Dr 李：这个是患者自控镇痛泵。患者自控镇痛技术根据给药途径主要分为四种类型：静脉患者自控镇痛技术、皮下患者自控镇痛技术、硬膜外腔患者自控镇痛技术、神经丛/干患者自控镇痛技术。自控镇痛泵的操作容易，配方选择多样，镇痛效果个体化。但如果不能正确使用，它也许并不会起到有效的镇痛效果。"患者自控"，顾名思义，就是由患者本人（而非"家人或护工"）评估自身的疼痛程度并自主按压镇痛泵给药按钮。其目的有两个：其一，保障患者的镇痛需求，避免患者因各种原因默默忍受疼痛；其二，保证用药安全，防止过度镇静、呼吸抑制的发生。"患者自控"的安全性是由麻醉医生事先设置好的安全剂量、安全间隔时间来实现。当患者感觉疼痛剧烈时候，可以按压给药按钮，小剂量的镇痛药会输入患者体内。在按压给药按钮后的特定时间段内，镇痛泵不会对再次按压做出回应，目的是给予药物一定的时间充分起效，同时保证药物用量的安全性。正因为药物起效需要一定的时间，因而，当患者计划做一些可能会导致疼痛加剧的活动时，如翻身、咳嗽、肺功能锻炼、下床活动、肢体功能锻炼或伤口换药等，可以在活动前5分钟按压给药按钮，"提前给药"能预防后续疼痛加剧。若您使用镇痛泵后仍出现镇痛不足的表现，我们会为您父亲进行疼痛评估并进行更进一步的镇痛处理。

3. 小王：医生，除了镇痛泵，还有别的镇痛方法吗？

Dr 李：镇痛泵的参数设置可根据患者情况进行个性化的调整。医学上常用疼痛分级来评估患者的疼痛程度。对疼痛的评估方法有很多，通常我们以是否影响睡眠来进行疼痛分级：轻度疼痛不影响睡眠；中度疼痛则出现了影响睡眠的情况，如痛醒、睡得不安稳；重度疼痛是指患者痛到了根本无法实现睡眠的程度。若出现镇痛不足，麻醉医生在评估患者的具体情况后会在小范围内上调给药剂量。但在调整过后可能出现阿片类镇痛药物过量导致的恶心、呕吐、眩晕等不良反应。术后镇痛方法多种多样，镇痛药物类型也分"三六九等"。通过多模式联合镇痛，即采用多种不同类型的镇痛药物、不同镇痛方法进行镇痛治疗，结合患者自控镇痛的方式，可以尽可能地降低不良反应发生的风险，发挥良好的镇痛作用，达到舒适、快速康复的目标。当患者出现术后镇痛的副作用，比如严重的恶心呕吐时，医生、护士有可能会暂时关闭镇痛泵或调整镇痛泵的输注模式。

4. 小王：医生，请问有什么镇痛药物可以选择啊？

Dr 李：镇痛药大体可以分为三类：第一种，解热镇痛药，如布洛芬，可单独用于轻、中度疼痛治疗或参与中、重度疼痛的多模式镇痛治疗；第二种，阿片类镇痛药，如吗啡，主要用于中、重度疼痛和癌痛治疗；第三种，解痉止痛药，如阿托品。大家对前两种耳熟能详，第三种药物适用于内脏疼痛治疗，如胆绞痛、胃肠绞痛等。我们不提倡患者自己进行药物配伍，避免药物相互作用和出现药效失活或药效叠加的情况。止痛药物的选择应该遵循医嘱，医生会根据患者病情做出合适的处理。

5. 小王：医生，我爸爸的镇痛泵里好像有吗啡，会不会成瘾啊？

Dr 李：您听说过"药物依赖"吗？它被分为两种：一种是"心理依赖"（瘾），即断药后心理上怀念药物带来的愉悦状态，主观上对药物渴求；另一种是"生理依赖"（戒断症状），即断药后机体会在客观上出现严重的功能紊乱。虽说所谓的"成瘾"一般是指前者，即药物所带来的心理依赖——患者渴望药物给机体带来愉悦的精神感受，促使人主动觅药（奖赏效应）；但成瘾也有一部分原因是"生理依赖"——患者因厌恶痛苦的戒断症状而被动觅药（逃避效应）。虽然吗啡是鸦片的主要成分，但镇痛感不等于欣快感。当吗啡用于镇痛作用时，并不会使人产生欣快、愉悦的感受，因此并不会出现心理依赖。由于现代医学已经将阿片类药物不断提纯、改进，已能做到使吗啡在体内缓慢、有序、稳定地释放。同时，现在的用药方案越来越科学，保证患者从小剂量开始、按时按量服用。因此，在现代医学里，常规剂量的规范化使用吗啡只产生镇痛作用而非引起成瘾。近四十年国内外的临床研究证据表明，阿片类药物发生心理依赖的危险低于万分之三。

6. 小王：医生，那我爸爸什么时候能下床呀？

Dr 李：在身体状况允许的情况下，我们推荐患者尽早下床活动。下床时也需要循序渐进，先尝试摇高床头，在床上坐着，随后试着在床沿坐着且双腿下垂，再尝试在床旁站立，最后才走动、活动。患者应适应每一个步骤，凡事有度，切勿操之过急。若患者有头晕、心慌、低血压等不适时，则应根据情况选择卧床休息，一切视病情而定。

7. 小王：医生，那我爸爸什么时候能吃东西呀？

Dr 李：非消化系统手术患者，手术麻醉结束后 4 ～ 6 小时即可少量多次地进食流质食物，如不带米粒的米汤、牛奶、不带肉的肉汤、没有蔬果纤维的纯蔬果汁。在消化系统适应后，再进一步尝试半流质食物，如肉末粥、细软的蛋糕、蒸蛋、果蔬泥等。总的来说，就是先"吃了但没完全吃"，然后是"婴儿辅食"，最后才是普通食品。消化系统手术患者则需要根据胃肠道功能恢复情况决定进食时间。医学上认为胃肠道功能恢复的标志是肠鸣音恢复或肛门排气，即老百姓通俗说法里的"放屁"。但具体情况也需要与手术医生进行沟通，因为有些特殊的手术要求患者在术后也继续保持禁食以达到更好的恢复效果。

小美今早行腰硬联合麻醉下剖宫产术，现已回到病房。

8. 小美：医生，镇痛泵镇痛效果对我来说确实很好，但我又担心它会影响我进行母乳喂养。

Dr 李：医学治疗以人为本，因此镇痛配方和镇痛药物剂量都是在安全有效的范围内进行选择的，并不会产生副作用，也不会影响母乳喂养。值得一提的是，它反而对母乳喂养有帮助。剖宫产术后疼痛主要来自刀口疼痛和宫缩疼痛，这种疼痛在术后 24 ～ 48 小时内最为剧烈。躯体上的疼痛会给人带来情绪上的痛苦体验，让产妇产生焦虑、抑郁情绪，严重时可影响产妇饮食、睡眠及产后体力的恢复，降低母亲照顾新生儿的能力，并抑制泌乳过程。除此之外，疼痛会导致神经内分泌功能紊乱，影响产妇消化功能、泌乳功能。疼痛还会限制产妇产后活动，增加血栓和栓塞的风险。有研究证明，剖宫产后实施镇痛治疗可以消除疼痛导致的紧张、焦虑的情绪，有利于产妇成为快乐的母亲，有利于内分泌腺轴调节，增加产妇泌乳素分泌且提高其乳汁质量。

（吴楚君）

术 后 镇 痛

世界卫生组织指出，疼痛已成为继体温、脉搏、呼吸、血压之后的第五大生命体征。多年来，人们对疼痛的认识存在误区，认为疼痛是疾病的一种自然过程，能忍就忍着，实在难忍就用止痛药。但长期服用止痛药会引起成瘾，且副作用很大。事实上，忍痛不利于疾病的治疗，更不利于日后的康复以及功能锻炼，应积极减少疼痛，对疼痛进行科学管理。

1. 疼痛控制不佳的危害有哪些？

疼痛可引起心率增快、血压升高等症状；患者因疼痛无法或不敢用力地咳嗽，会导致肺部并发症；疼痛导致的胃肠蠕动减少会使胃肠功能恢复延迟；疼痛造成的肌肉张力增加、肌肉痉挛、机体活动受限等会促使深静脉血栓的形成；疼痛还可导致失眠、焦虑、恐惧、忧郁、不满、过度敏感等情绪障碍。

另外，疼痛控制不佳还会带来其他一系列问题，对于术后患者来说，将导致住院时间延长、运动能力下降、抑郁情绪甚至丧失希望。从医疗卫生经济学角度看，疼痛控制不佳还会导致医疗费用增加、占用更多医疗资源；而从医患关系角度看，疼痛控制不佳也直接导致了患者满意度下降、造成医患关系紧张等。

2. 疼痛评估的特殊量表您见过吗？

疼痛评估的特殊量表由 6 张从微笑或幸福直至流泪的不同表情的面部象形图组成。

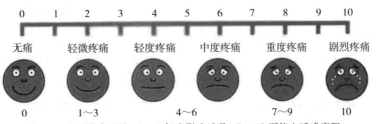

注：0～3 不影响睡眠；4～6 轻度影响睡眠；7～10 不能入睡或痛醒。

这种方法适用于交流困难，如儿童（3～6岁）、老年人、意识不清或不能用言语表达的患者。

3. 超前镇痛您了解吗？

超前镇痛最开始是麻醉学家提出的，麻醉包括两部分：一是镇痛，二是镇静。超前镇痛是一种预防中枢神经系统痛觉敏化的方法，目的是尽量把疼痛遏制到最低。这种超前镇痛的依据就是神经系统具有易感性和可塑性，这种可塑性的变化也就是中枢神经的敏化。

简单来说，这是痛阈的问题。因为每个人对疼痛的耐受能力是不一样的，同一个人在不同时期也是不一样的。所以经过敏化以后，痛阈就会下降。如果在伤害发生之前使用一些镇痛药，就把感知到疼痛门槛提高了一点，就能够有效地预防疼痛。而没有接受超前镇痛的患者、经历过痛苦手术的患者，会从躯体到大脑皮层为疼痛建立一个新的通道。这个通道只要再接受类似的刺激，哪怕刺激没有达到原来的水平，他也会感到比当时的刺激还要强烈。

4. 多模式镇痛是什么？

早在1993年，国外就提出了"多模式"和"平衡镇痛"的理念。这些理念源于人们对更高质量术后镇痛的诉求。多模式的镇痛方式旨在通过联合使用不同类型的镇痛药物，使镇痛作用相加或协同，更充分地发挥镇痛作用；与此同时，也通过减少联合用药过程中每种镇痛药物的剂量，进而减少其副作用。

镇痛方案的选择是疼痛管理的核心。根据手术引起的急性创伤性疼痛发生快、程度剧烈的特点，临床对疼痛的治疗要求是起效迅速、抗炎镇痛作用强大。使用选择性COX-2抑制剂，可以发挥更好的镇痛作用，减少阿片类药物的使用，减少成瘾等不良反应的发生。在临床实践中，医生综合患者的年龄、病情和手术种类来选择镇痛方式和镇痛药物，术后镇痛提倡多模式镇痛，同时充分考虑药物的作用和副作用，确保既让患者达到镇痛的目的又最大限度地减少副作用，这也是对多模式镇痛的真正诠释。

5. 术后镇痛有哪些方法呢?

术后镇痛有多种方式:一是口服止痛药,适用于神志清醒、轻中度疼痛者;二是静脉或皮下注射镇痛药,适用于创伤小、短时间手术者;三是患者自控镇痛(PCA)。其中,PCA 是目前术后镇痛最常用和最理想的方法。它通过镇痛泵持续地将镇痛药物从静脉、肌肉、皮下、硬膜外注入患者体内,完成镇痛治疗。镇痛泵自动给药,镇痛药物在血浆中能保持一个稳定的浓度;当患者使用过程中感到疼痛的时候,可以自行按压自控镇痛按钮,就会有适量的药液进入体内。PCA 具有起效快、无镇痛盲区、血药浓度相对稳定、可通过冲击剂量及时控制暴发痛、用药个体化、患者满意度高等优点,适用于术后中到重度疼痛管理。

6. 使用 PCA 的好处是什么?

(1)速效止痛,副作用少,减轻痛苦与不适,缓解焦虑,改善睡眠,能够让病患在较为舒适的状态下度过术后阶段。

(2)消除因疼痛而导致的不敢深呼吸和咳嗽的状况,改善病患的呼吸,促进排痰,减少肺部感染和肺不张的风险。

(3)减轻疼痛,促进病患早日下床活动,促进术后的早期功能锻炼,减少术后深静脉血栓的风险。

(4)消除患者紧张情绪,扩张血管,改善微循环,促进伤口愈合,加快术后康复。

(5)减少因术后剧烈疼痛引起的胃肠蠕动减慢,帮助恢复术后胃肠功能,减少并发症,加速康复。

(6)有效管理控制疼痛,减少慢性术后疼痛的发生率。

7. 用了镇痛泵就一点都不疼了吗?

每个人的痛阈值不同,面对同等程度疼痛时每个人的主观感受也不一样。痛阈值越高,承受疼痛的能力越强,反之越弱。因此患者使用镇痛泵后可以在很大程度上缓解疼痛,但不一定达到完全无痛的效果。

如果患者的疼痛感比较剧烈,镇痛泵按压后效果不明显,患者可以向病房的护士反映,医生可以根据个体情况另外给予止痛药物。

8. 术后镇痛会有副作用吗？

任何治疗药物和方法都可能有不同程度的副作用，术后镇痛也一样，但目前所提供的镇痛方法副作用轻微、发生率不高，绝大多数在停药后都能够很快恢复。术后镇痛副反应主要包括：恶心、呕吐、皮肤瘙痒，少数硬膜外镇痛患者可出现下肢麻木感、排尿困难等，口服镇痛药最常见胃肠道反应等。

9. 术后镇痛会影响伤口愈合吗？

麻醉医生会根据患者不同的情况采用不同的镇痛方式。这些镇痛方法都不会增加伤口的感染率及影响切口边缘组织的生长。有效的镇痛还可以改善睡眠、增强术后免疫功能，利于患者咳嗽排痰和提前下床活动等，从而加快术后康复，有效减少了肺部感染、下肢静脉栓塞等术后并发症。

10. 术后镇痛是否会导致"上瘾"？

麻醉药物种类很多，麻醉医生会根据患者的病情和手术方式，选择不同的药物和药液浓度，或者将多种药物组合，以降低每种药物的剂量，这样就可以减少副作用的发生率。其中一部分药物的确是会让人上瘾的麻醉性镇痛药，但在医院里，医生会根据患者的年龄、身体状况以及病情等因素使用这些药物，同时镇痛泵里的药物浓度相对小，使用时间短，因此成瘾的可能性极小。

（马务迪）

妇产科麻醉

1. 妇科手术有何种方式？各有什么特点？

妇科手术至今有近200多年的历史。世界上首例有记载的妇科手术是1794年Jesse Bennett医师实施的盆腔手术。妇科手术治疗的范围包括女性外阴、阴道、子宫、卵巢、输卵管及女性盆腔中其他脏器的外科手术。200年后的今天，妇科手术以其微创化程度高、手术操作精细、患者术后恢复快，在所有的手术种类中首屈一指。新的手术技术不断涌现，也给麻醉科医师麻醉的实施提出了新的要求。

概括来讲，妇科手术分为传统的开腹手术和以腔镜下操作为主的微创手术两大类，其中微创手术还包括经人体自然腔道手术如经阴道手术。

开腹手术，顾名思义，即经腹壁进入腹腔和盆腔，手术切除相应病灶而达到治疗效果的妇科手术。由于需要经腹壁做切口，手术创伤大、手术时间长、术后疼痛程度高，影响患者的术后恢复。适用于一些如腹盆腔内巨大肿物、腹腔广泛粘连所致腔镜手术操作困难，或心肺功能不佳、无法耐受术中二氧化碳气腹的患者。患者就诊时，如无特殊情况，目前一般不会把开腹手术作为妇科手术治疗的首选方式。

腔镜微创手术，即是通过腔镜摄像系统显示术野，通过经腹腔镜或经子宫腔镜或阴道镜，在腹壁做小切口或经阴道及宫颈等人体天然腔道导入微创腔镜等专用手术器械，完成手术。妇科手术中，腔镜手术进展迅猛，由于手术创伤小、术后患者恢复快，广受患者及妇科医生的青睐。但腔镜手术的主要特点是需要通过一定的介质暴露手术视野。如腹腔镜手术需建立人工气腹，最常用的是人工二氧化碳气腹，通过在腹腔中充入一定压力范围的二氧化碳气体，达到显露病灶的目的；宫腔镜手术则需要向子宫中充入生理盐水或甘露醇液体维持宫腔的充盈，达到暴露病灶和完成宫内手术操作的目的。这种非生理情况下介质的引入，会给手术及麻醉的患者带来一些不利影响。

2. 妇科手术常用的麻醉方法有哪些？

常见的妇科手术的麻醉方法分为全身麻醉及椎管内麻醉两大类。根据患者的需求、手术的部位及手术的种类，医生可选择最适合该患者的麻醉方式。

全麻越来越成为妇科手术最主要的麻醉方式，适用于妇科开腹手术及腹腔镜手术。特别是腹腔镜手术，必须在全身麻醉下才能完成。全麻时，需综合使用全麻药物，使患者在手术中无意识、无疼痛的感知，同时需通过喉罩或气管插管来连接麻醉呼吸机，患者在呼吸机的帮助下进行呼吸并确保呼吸道的通畅。手术结束后，停止使用全麻药物，药物对患者神经中枢的作用逐渐消失后，患者苏醒，并可完成自主呼吸，即可脱离呼吸机的支持。

椎管内麻醉主要包括硬膜外麻醉、腰麻或腰硬联合麻醉三种方式，曾是我国妇科开腹手术常用的麻醉方式，目前在一些基层医院仍广泛使用。腰硬联合麻醉因其起效快、麻醉效果确切，是妇科手术椎管内麻醉最常用的麻醉方式。

3. 常见的妇科开腹手术麻醉，有何注意事项？

（1）术前评估：在手术前，麻醉医生会对患者进行全面的评估，包括患者的健康状况、过敏史、药物使用情况等。患者需要告知医生自己是否有过敏反应，以便医生可以采取必要的措施。

（2）饮食和药物：在手术前的指定时间内，患者将需要忌口或空腹。患者要遵循医生的建议，并告知医生自己正在使用的所有药物，包括处方药和非处方药。

（3）麻醉方法：开腹手术可以使用不同类型的麻醉，包括全麻、脊麻和局部麻醉。医生会根据患者的具体情况和手术的需要来决定最适合患者的麻醉方法。

（4）麻醉风险：麻醉虽然是安全的，但仍存在一些风险，如呼吸困难、低血压、过敏反应等。医生会监控患者的生命体征，以确保安全。

（5）术后恢复：手术后，患者可能需要在复苏室停留一段时间，直到麻醉效果完全消失。患者还需要遵循医生的建议进行恢复，并避免驾驶或进行重体力活动。

接受麻醉是手术的必要部分，但同时也是需要认真对待的重要问题。如果患者对麻醉有任何疑问或担忧，可随时向麻醉医生咨询。

4. 什么是妇科日间手术？

妇科日间手术是行妇科手术的患者在同一天进行手术和出院的过程。这种手术通常需要使用局部麻醉或全麻，以确保患者在手术过程中无痛苦感。妇科日间手术通常是在外科手术室或专门的日间手术中心进行，通常采用微创手术技术，如腹腔镜手术或宫腔镜手术，使患者能够更快地康复。妇科日间手术包括多种手术类型，如宫腔内取出异物、子宫内膜切除术、输卵管结扎或复通术、宫颈锥切术、阴道成形术等。

妇科日间手术的好处是可以缩短住院时间和恢复期，使患者更快地回到正常生活。此外，日间手术通常比住院手术更经济、更方便，并且可以减少手术相关的感染风险。但需要注意的是，只有符合特定条件的患者才适合进行妇科日间手术，如手术类型适宜、没有其他严重疾病的患者。

妇科日间手术的流程可能会因为不同的医院、手术类型和患者情况而有所不同，但通常的流程如下：

（1）患者到达妇科就诊，符合进行日间手术标准的患者会到麻醉评估门诊进行麻醉评估。麻醉评估时，患者会被询问个人资料、健康状况、药物过敏等情况，并进行身体检查和必要的血液及尿液检查。符合麻醉要求的患者会预约手术日期。

（2）手术当日，患者接受麻醉。麻醉可以使用局部麻醉或全麻，这需要根据手术类型和患者的具体情况来决定。如果采用全麻，患者的麻醉将由麻醉医生完成，如果使用局部麻醉，局部麻醉药物会由妇科医生直接注射到手术部位。

（3）手术进行。手术可以使用微创技术，如腹腔镜或宫腔镜，也可以使用传统手术方法。手术时间因手术类型而异，通常为 1 ～ 2 小时。

（4）手术后的观察和恢复。日间手术完成后，患者会被转移到麻醉复苏室或日间病房进行观察和恢复。医生会监测患者的生命体征，如血压、心率、呼吸等。如果患者恢复良好，可以在几个小时内出院。在出院前，医生会向患者和家属提供关于饮食、休息、药物使用和症状监测等方面的建议。

（5）术后随访。患者出院后需要注意术后恢复，遵循医生的建议，并按时复诊，以确保手术效果和恢复状况。

5. 常见的产科手术有哪些？

产科手术主要是指在孕产妇妊娠期、分娩期或产后需要进行的手术。常见的产科手术包括以下几种：

（1）羊水穿刺术。它是一种通过经腹部将针头插入子宫内，抽取羊水进行检查的手术。羊水穿刺可以检测胎儿的染色体异常、神经管缺陷等问题。

（2）羊膜腔穿刺术。它是一种通过经腹部将针头插入子宫内，抽取羊膜腔内的羊水进行检查的手术。它可以检测胎儿染色体异常、先天性心脏病、胎儿贫血等情况。

（3）剖宫产术。它指通过在腹部切开子宫壁，将胎儿和胎盘从子宫内取出，以完成分娩过程。剖宫产手术常常用于产妇骨盆过小、胎儿体重过大、胎位异常等情况下。

（4）子宫切除术。它是一种通过切除子宫来治疗子宫内膜异位症、子宫肌瘤、子宫脱垂等疾病的手术。通常在患者无生育要求的才考虑实施。

（5）宫颈环扎术。它是一种在早产风险较高的妇女中实施的手术。在这种手术中，医生会在宫颈口处缝合一层强度高的线，以防止早产的发生。

（6）阴道修复术。它是一种针对产后阴道损伤或松弛的手术，可以缩小阴道和提升阴道的紧致度。

6. 孕产妇有什么生理和心理上的特点？

孕产妇的生理特点包括：

（1）激素水平的变化。孕期女性体内的激素水平会发生变化，特别是孕酮等孕激素水平的升高。这些激素对身体的多个系统都会产生影响，包括心血管、呼吸、肾脏等系统。

（2）身体的变化。孕妇的子宫和乳房会发生明显的变化，子宫增大、子宫颈松弛会导致孕妇行走时的姿势和步态发生变化。此外，孕妇的胎儿也会对孕妇的身体造成压力和影响。

（3）血容量的增加。孕妇的血容量会随着怀孕进展而增加，以满足胎儿和母体的需求。

在妊娠晚期，孕产妇在生理上的变化更为显著，表现为：

（1）子宫变得更大。孕妇的子宫会在怀孕期间逐渐变得更大，以容纳日益增大的胎儿。在妊娠晚期，增大的子宫可能会对孕妇的胃部和肺部产生压迫，导致孕妇容易感到不适。

（2）腹部肌肉的松弛。由于激素水平的变化，孕妇的腹部肌肉可能会变得更松弛，这可能会导致胃酸倒流、消化不良和腰痛等问题。

（3）呼吸困难。由于子宫的扩大和膈肌的抬高，孕妇可能会在妊娠晚期感到呼吸困难。

（4）消化系统的变化。孕妇的肠胃系统可能会变得不稳定，容易出现便秘和腹泻等问题。

（5）水肿。在妊娠晚期，孕妇由于下腔静脉回流受阻，脚踝和双腿部位可能会出现水肿。

（6）代谢率增高。孕妇的代谢率会增高，使得孕妇的体温可能会升高，容易出现口渴等情况。

（7）容易疲劳。由于孕妇需要为自己和胎儿提供足够的营养与能量，孕妇在妊娠晚期可能会更容易感到疲劳。

孕产妇的心理特点包括：

（1）孕期情绪波动。由于身体上的变化和激素水平的波动，孕妇可能会经历情绪上的波动和变化，包括焦虑、抑郁和情绪化等。

（2）对胎儿的关注和担忧。孕妇会对胎儿的健康和成长非常关注，并可能会担心胎儿的发育和生产过程中的风险。

（3）对生产的恐惧。孕妇可能会对分娩过程感到害怕和担忧，特别是对分娩的疼痛和可能的并发症感到紧张、惧怕。

（4）角色转换。孕妇需要适应即将成为母亲的角色转变，这可能会对她们的自我认同和身份感造成影响。

7. 剖宫产手术前，准妈妈们要做什么准备？

（1）按照医生的要求进行禁食禁水。剖宫产手术需要进行麻醉，因此通常需要在手术前 6～8 小时内禁食禁水，以防止术中呕吐和窒息等风险。

（2）按照医生的要求停用药物。在手术前，需要告知医生正在使用的所有药物，包括处方药和非处方药。有些药物可能会影响手术或麻醉的效果，因此医生可能会要求在手术前停用一些药物。

（3）进行必要的检查和准备。如血型检定、血液检查、心电图、胎儿监测等。通知输血科进行常规的术前备血等。

（4）心理上的准备。术前恐惧感是普遍存在的，但是希望准妈妈们能以迎接新生命的喜悦和个人身份的转变冲淡这份恐惧，以轻松的心态接受麻醉手术，感受将为人母的奇妙体验。

8. 剖宫产手术麻醉的方法和其他手术的麻醉方法有什么不同？

剖宫产手术麻醉通常采用椎管内麻醉和全麻两种方法。由于需兼顾妊娠晚期产妇生理、心理的特点和腹中胎儿的安全，椎管内麻醉通常是首选方法。椎管内麻醉是一种将麻醉药物注入脊髓腔内，产生麻醉作用的一种麻醉方法。在剖宫产手术中，能够提供满足手术要求的麻醉效果，消除产妇的疼痛感，同时使患者保持清醒状态。麻醉起效后，对呼吸和循环的影响较全麻小；重要的是可最大程度减少麻醉药物对胎儿的影响。

椎管内麻醉主要包括硬膜外麻醉、腰麻和腰硬联合麻醉几种方法。

硬膜外麻醉是将麻醉药物注入硬膜外腔（即硬膜与黄韧带之间的间隙）的方法。由于硬膜外间隙是人体的一个潜在间隙，可通过硬膜外穿刺针留置硬膜外导管，可延长硬膜外麻醉的给药时间和作用时间。术后该导管可连接镇痛泵，作为术后镇痛的给药途径。硬膜外麻醉的起效时间通常需要 10～15 分钟，随着硬膜外局麻药物浓度的不同可产生镇痛和麻醉的效果。硬膜外麻醉常用的局麻药物是利多卡因和罗哌卡因，其中单次给药时，利多卡因的效果大约可维持 30 分钟至 1 小时，而罗哌卡因可维持 2～4 小时，两者均可通过硬膜外导管追加药物延长麻醉的时间。

腰麻是通过椎管内穿刺将局麻药物注入蛛网膜下腔的麻醉方法。蛛网膜下腔较硬膜外腔相比要更为深入，蛛网膜下腔不是潜在腔隙，其中包含脑脊液，走行着脊髓和马尾神经，并与颅内蛛网膜下腔相通。由于将局麻药物直接注射在脑脊液中，加快了局麻药物的扩散和与神经接触的速度，腰麻比硬膜外麻醉起效更为迅速，1～5 分钟即可产生确切的麻醉效果，使用局麻药物的剂量要更少。腰麻一般不在蛛网膜下腔留置导管，只能单次给药，麻醉效果维持的时间较短。若遇到手术困难、术中大出血等突发情况，增加手术时间，腰麻可能会由于作用时间较短的问题在手术中失效，只能通过临时改全麻进行补救。单纯腰麻无法进行术后持续的椎管内镇痛。

腰硬联合麻醉综合了硬膜外麻醉和腰麻的优点：先进行腰麻，可快速产生麻醉效果；再留置硬膜外导管，可延长麻醉及镇痛效果至术后。

需要注意的是，椎管内麻醉存在一些禁忌证。最主要的禁忌证是患者存在凝血机能紊乱和服用抗凝血药物未及时停药。对有禁忌证的患者不推荐行椎管内麻醉。椎管内麻醉的风险有感染、脊髓和神经根损伤、腰麻后头痛等。因此，在使用椎管内麻醉前，需要对患者的病史、体征、药物过敏等情况进行全面评估，并根据患者的具体情况选择合适的麻醉方法和药物，确保手术安全和有效。

剖宫产中如需使用全麻通常需要存在椎管内麻醉的禁忌证，如预计术中发生大出血，凝血机能障碍，孕产妇存在感染性疾病、脊柱手术史或存在腰椎疾病或胎儿情况紧急等。全麻时是通过静脉或气管内使用全麻药物，术中产妇将意识消失，需行气管插管或使用喉罩通气。原则上来说，产科手术使用全麻时无禁忌证。产科手术使用全麻也有突出的缺点：

（1）对胎儿的影响。绝大多数全麻药物可快速经胎盘屏障进入胎儿体内，导致胎儿娩出后出现呼吸循环抑制，新生儿需要抢救的概率大大增加。

（2）对母亲的影响。孕晚期的妈妈们由于巨大子宫对消化道的推挤，胃内容物的排空延迟，在给予全麻药物后，其存在胃内容物反流至气管并误吸入肺内的风险。一旦发生反流误吸，最严重的情况是造成窒息死亡。这极大危害孕产妇及胎儿安全。

（3）全麻可能会导致恶心、呕吐、喉痛、嗜睡等副作用，对术后恢复产生不良影响。

因此，在使用全麻进行产科手术时，需要根据患者的具体情况进行综合评估，包括患者的年龄、身体状况、妊娠期及手术类型等，选择最适合患者的麻醉方法，并且应由专业麻醉医生进行麻醉操作和监测。

9. 产科手术的术中及术后使用镇痛的麻醉药物会影响哺乳吗？

麻醉药物会对哺乳产生一定的影响，但是影响的具体程度和时间长短因药物类型、剂量以及哺乳时间等因素而异。

大多数麻醉药物可以通过母乳传递到婴儿体内，从而产生一定的影响。一般来说，对于使用椎管内麻醉及术后接受椎管内镇痛的妈妈们，由于椎管内使用药物的等效剂量是静脉使用的 $1\% \sim 10\%$，这些药物的使用对产后哺乳无影响。但如果术中实施的是全麻，一些全麻药物如氯胺酮、丙泊酚会通过乳汁进入新生儿体内，可考虑产后延迟哺乳的时间，及时观察婴儿的反应情况，确保哺乳的安全。

同时，产后的妈妈如需要在哺乳期接受手术的，术前需要向医生详细告知自己是否正在哺乳，以便医生在选择麻醉药物时做出更为科学的决策，尽可能减少麻醉药物对哺乳的影响。也可在手术前进行乳汁储备，以便手术期间和术后给婴儿喂养。

10. 分娩时为何会疼痛？

分娩被认为是人类一生中最为痛苦的人生经历，其疼痛程度要远胜于骨折的疼痛程度。分娩过程中的疼痛主要是由于子宫收缩和产道扩张所引起的。子宫收缩的作用是将胎儿向产道推进，但这种收缩同时也会对子宫、骨盆和腰背部肌肉产生压力。另外，子宫颈的扩张和产道经胎儿头部扩张兴奋外周感觉神经末梢，疼痛的感觉冲动通过外周神经末梢传入脊髓再上行至大脑皮层，产生疼痛的感觉。

此外，分娩时产生的疼痛还有可能由于以下因素导致：

（1）母体身体的调节反应。分娩是一项具有极度刺激性的生理过程，会引起母体身体的多种反应，包括肌肉紧张、出汗、心率加快等。这些反应有可能导致疼痛感觉的增加。

（2）分娩时可能会发生一些并发症，如胎位不正、胎盘早剥、宫缩不足等。这些并发症可能会导致分娩的难度增加，同时也会增加疼痛的感觉。

（3）分娩时心理因素的影响。分娩过程中，产妇可能会出现恐惧、焦虑等情绪，这些心理因素也有可能导致疼痛感觉的增加。

11. 产痛到底是敌还是友？

分娩时的疼痛是一种正常生理现象，既有益也有害。在分娩过程中，疼痛感觉有以下几个方面的作用：

（1）促进分娩进程。子宫收缩和产道扩张都会产生疼痛的感觉刺激，这些刺激可以促进分娩进程，帮助胎儿顺利通过产道出生。

（2）提醒产妇调整姿势和呼吸。分娩过程中的疼痛可以提醒产妇采取合适的姿势和呼吸方式，有利于分娩的顺利进行。

（3）有助于母婴情感联系的建立。分娩时的疼痛是产妇和婴儿之间建立情感联系的重要途径之一。疼痛让产妇和婴儿产生一种共同的体验和联系，有利于母婴之间的情感交流和互动。

但是，分娩时的疼痛也有一定的负面影响——对母体造成压力。分娩时的疼痛会对母体心理和身体造成压力，增加母体的焦虑和疲劳感，增加产妇的代谢率和耗氧率，可能导致胎儿的低氧血症和酸中毒，增加新生儿窘迫的发生风险。分娩时的疼痛是一种非常强烈的感觉，容易让产妇感到恐惧和痛苦。疼痛还容易引起子宫收缩乏力、产程延长等不良影响。

12. 什么是分娩镇痛？

分娩镇痛是指在分娩过程中采用一种或多种麻醉镇痛技术来减轻或消除分娩疼痛的方法。与传统的分娩方式相比，无痛分娩可以使分娩过程中的疼痛感受降低到最小，让产妇能够更加轻松地度过分娩过程，提高分娩的成功率，减少分娩时疼痛对母婴带来的不良影响。

如何降低或减轻产妇分娩时的产痛，是人们从古至今一直努力想解决的问题。分娩镇痛的历史可以追溯到几百年前。早在古代，人们就开始使用植物药物来减轻分娩疼痛。例如，中国古代就有使用罂粟、川乌、良姜等中草药来镇痛的记录。古希腊医生 Galen 也曾使用酒和乳香来减轻分娩疼痛。19 世纪初，使用麻醉剂来减轻分娩疼痛开始逐渐流行起来。1847 年，英国医生 James Young Simpson 首次使用氯仿来实施分娩镇痛。1884 年，奥地利医生 Carl Koller 发明了可卡因局部麻醉技术。20 世纪初，硬膜外麻醉、椎管内麻醉等镇痛技术的发明和应用，使得分娩镇痛技术得到了进一步的发展。20 世纪 60 年代，美国麻醉学家 John Bonica 和英国麻醉学家 John Loughnan 等人先后开展了大规模的无痛分娩研究，并在临床实践中得到广泛应用。如今，无痛分娩技术的不断改进和完善，使其已成为现代产科医学不可或缺的一部分。

目前临床上实施较多的分娩镇痛的方法是硬膜外分娩镇痛。该法是通过硬膜外腔置管给予低浓度的局部麻醉药复合小剂量的阿片类药物持续给药，可达到有效缓解产痛的同时对宫缩和产程进程影响最小的效果。但需要注意的是，无痛分娩并不是完全无痛的，仍然需要根据个体差异进行个性化调整，以达到最佳效果。

13. 什么样的产妇不适合做硬膜外分娩镇痛？

准妈妈们在分娩之前可在产检时或者专程到麻醉评估门诊咨询是否可以行硬膜外分娩镇痛。硬膜外分娩镇痛存在以下禁忌证：

（1）产妇不能配合摆体位及椎管内穿刺，如精神病患者的精神病发作期。

（2）对使用的消毒液、局麻药或阿片类药物过敏的产妇。

（3）全身感染或穿刺部位局部感染的产妇。

（4）中枢神经系统疾病者（如脑膜脑炎、脊髓灰质炎、颅内压增高及严重头痛者）。

（5）严重肥胖影响穿刺者。

（6）脊柱病变或严重脊柱畸形（畸形部位在腰部）、隐形脊柱裂、腰椎滑脱、椎管狭窄、椎管肿瘤或穿刺部位肿瘤、脊柱外伤或既往脊柱手术史者。

（7）凝血机能障碍及长期口服抗凝药未按时停药者。

（8）有阴道分娩禁忌证者。

（9）低血容量或低血压者。

（10）原发性或继发性宫缩乏力和产程进展缓慢者。

14. 准妈妈们什么时候可以要求进行硬膜外分娩镇痛？

根据目前全球硬膜外分娩镇痛的指南和研究结果，主流的药物配伍是低剂量的局部麻醉药配伍阿片类药物，通过最少的药物既不影响宫缩及产程进展又能最大程度产生抑制产痛的效果。该国际主流指南指出，产妇进入临产状态后，产生规律宫缩即可进行硬膜外分娩镇痛，并不要求宫口扩张的程度。

产妇入院进入临产状态后可尽早向产科医生提出分娩镇痛的要求，通过科学而专业的产科评估后，联系麻醉科医生进行硬膜外穿刺分娩镇痛。

15. 硬膜外分娩镇痛是怎么做的？进行硬膜外分娩镇痛后会影响产程进展和增加剖宫产率吗？

和硬膜外麻醉实施的方法类似，实施硬膜外分娩镇痛时，首先需评估产妇的一般情况及产科情况，实施该方法的前提条件是无硬膜外穿刺的禁忌证。

（1）穿刺时一般采取左侧卧位或坐位。通过低头望膝－双膝贴腹的屈曲体位打开腰椎之间的间隙，通过专用的硬膜外穿刺针，常通过腰2～3或腰3～4穿刺，当针尖进入硬膜外间隙后通过穿刺针置入硬膜外导管，妥善固定后即可进行硬膜外给药。

（2）常用的局麻药物是罗哌卡因，其优点是在低浓度时对疼痛的阻断作用显著而不影响运动神经，从而对宫缩和产程的影响较小。常配伍使用脂溶性较低的阿片类药物（如芬太尼或舒芬太尼）以加快药物的起效时间和增强药物的效能。

（3）给药之后常用的方法是连接镇痛装置，可有效、精确地设置给药模式和剂量，产生最佳的镇痛效果。

（4）麻醉医生会根据产程进展的情况和胎心情况随时调整药物剂量。

（5）胎儿娩出后，可调整硬膜外用药的剂量，产后可继续使用，缓解产后短期内的宫缩疼痛和会阴侧切带来的疼痛。

（6）当产妇产后无镇痛需求时，麻醉医生将拔除硬膜外导管，结束分娩镇痛。

对于硬膜外分娩镇痛是否会影响产程的进展这一问题，目前仍存在争议。该争议的主要来源是产妇分娩时的情况各不相同，产妇对药物的敏感性也不一样，每个医院实施分娩镇痛的药物配伍和浓度也各不相同。尽管存在争议，但基于大样本人群的回顾性临床研究结果显示：硬膜外分娩镇痛不影响产程进展、不增加剖宫产率。每个进入分娩状态的准妈妈都可以尽早提出分娩镇痛的要求，在麻醉医生的帮助下，用科学有效的方法战胜分娩疼痛。

16. 正在进行硬膜外分娩镇痛的产妇如需行紧急剖宫产，还需要打麻醉针吗？

正在进行硬膜外分娩镇痛的产妇因胎儿头盆不相称、存在异常的胎方位、脐带的原因和胎儿宫内窘迫等产科因素时，需要进行紧急剖宫产。由于分娩镇痛所使用的局麻药物只是针对分娩过程中的产痛，浓度很低，无法消除剖宫产手术时腹肌松弛和切开腹腔子宫所带来的拉扯感与不适感。剖宫产所需的局麻药物浓度较高，但一般情况下，产妇不需要再接受额外的穿刺，只需要从之前留置的硬膜外导管给予高浓度的局麻药物就可以完成剖宫产手术，可大大节省麻醉实施的时间，加快剖宫产手术终止妊娠的时间，保障胎儿的安全。

如果产妇的情况不适合再进行硬膜外麻醉而结束妊娠，可直接进行全麻，这种麻醉的起效时间比硬膜外给予高浓度的局麻药诱导得更快。

（熊　玮）

小 儿 麻 醉

李女士的小孩今年 6 岁，刚入读小学一年级，最近发现了右小腿肿物，外科医师建议尽快行肿物切除术。李女士带着孩子来到麻醉评估门诊进行咨询。

1. 李女士：医生您好，外科医师建议我的孩子尽快做小腿肿物切除的手术，这个手术需要用麻醉药物吗？麻醉有风险吗？有什么风险？小孩这么小就要做手术，我们全家都很担心。

Dr 李：为了使小儿能在安全、无痛、安静的情况下接受手术，常需要对患者使用麻醉药物。随着医学的发展，我们的患者有权利选择安全舒适的麻醉方式进行手术，同一类型的手术可采用不同的麻醉药物及麻醉方式。但无论何种麻醉药物、麻醉方式都有风险，绝对安全和无风险的麻醉是不存在的。麻醉也绝非"打一针，睡一觉"这么简单，它其实涉及了一系列非常复杂的医学过程。麻醉中大部分患者处于无意识，甚至无自主呼吸的状态，自我保护能力被削弱。因此，在麻醉过程中患者的生命活动和生理功能，如心跳、呼吸、血压和代谢等要靠麻醉医生来控制和调节。

麻醉风险与麻醉方法、用药、手术种类、是否急诊手术及患儿年龄、生理和病理改变有密切关系。小儿麻醉风险可分为心血管风险、呼吸相关风险及其他风险三大类。

第一类，心血管风险包括：

（1）小儿围手术期心脏骤停：新生儿、全身情况较差及急诊手术患儿发病率及病死率更高。

（2）低血压、心动过缓：常见于麻醉诱导后 10～15 分钟。

（3）心功能不全：先天性心脏病的患儿，尤其伴有病理性杂音、运动耐量异常、吃奶停顿或呼吸急促者对麻醉的耐受性差。麻醉药物可能会抑制心肌功能导致血流动力学的不稳定。

第二类，呼吸相关风险包括：

（1）喉痉挛。它是最常见的呼吸不良事件，多见于5岁及以下儿童。近期上呼吸道感染的患儿发生率会明显增加。

（2）呼吸暂停。全麻药及镇静药都可以降低患儿的呼吸驱动力，特别是早产儿容易出现术后呼吸暂停。

（3）气道梗阻及困难气道。小儿因头颅大、颈部短、舌头大、会厌长等解剖特点易发生舌根后坠。全麻药物可导致剂量相关性的呼吸肌群活力下降，如果加上肌松药残留、肌力尚未完全恢复，更容易导致舌根坠而引起气道阻塞。

第三类，其他风险包括：

（1）呕吐、反流和误吸。由于小儿贲门括约肌发育不完善，胃排空时间较长，且麻醉易致吞咽反射消失，容易引起呕吐、反流和误吸。

（2）低体温。麻醉及麻醉用药可明显损害正常的体温调节。小儿特别是低出生体重儿的体温调节中枢发育不完善，与成人相比，其体表面积相对较大、皮下脂肪少、易散热，较容易出现低体温。

2. 李女士：医生，我听您一说，我觉得小儿麻醉的风险很大呀。有什么麻醉方法是风险最小的呢？我听同事说局部麻醉的风险比较小，我们可以选择局部麻醉手术吗？

Dr 李：由于小儿的特殊性，我们常常强调"小儿不是成人的缩影"，不能把用于成人的麻醉方法、药物剂量以及器械设备缩小后用于小儿，而需要根据小儿具体特点实施小儿麻醉。麻醉方法的具体选择，需视患儿的病情、手术要求和医院的设备条件而定。小儿常用的麻醉方法有以下几种：

（1）局部麻醉。这种麻醉只使手术局部或某一区域麻醉，是将局部麻醉药注入支配该区域的外周神经丛、神经干或手术切口局部皮肤而阻断神经的支配，从而起到麻醉作用。局部麻醉手术过程中如果不复合全麻，患儿是清醒的。单纯的局部麻醉往往仅用于能合作的大孩子的一些门诊小手术或者操作。因此，小儿的局部麻醉常常需复合全麻。

（2）椎管内麻醉。它是将麻醉药物注入脊椎内间隙，使神经根支配的相应区域产生麻醉作用。由于小儿大多不可能在清醒状态下配合麻醉和手术，以及考虑对孩子的心理保护，椎管内麻醉大多也需要复合全麻。

（3）全身麻醉。它是小儿最常用的麻醉方法，是将全身麻醉药通过呼吸吸入、静脉注射、肌内注射、口服、滴鼻、直肠给药等方法，使麻醉药作用于全身，主要作用于中枢神经（如大脑），使小儿暂时失去意识而起到麻醉作用。由于大多数小儿不能在清醒状态下配合麻醉和手术，即便有些大年龄的孩子能配合，但为了保护小儿尚未发育完全的心理，免受麻醉和手术的不良刺激，因此，绝大多数小儿麻醉均需要实施全麻。全麻不同于正常的睡眠：后者是一个正常的生理过程，睡眠中能唤醒，不会出现呼吸道梗阻等危及生命的情况；而前者是一个人为的非生理的过程，在适合于手术的麻醉深度下，不能被唤醒，对疼痛刺激没有反应，麻醉的深浅和手术的刺激强度相互匹配。

李女士，您家孩子的手术选择全麻是比较适合的。

3. 李女士：我的孩子刚上一年级，全麻会影响学习和记忆吗？

Dr 李：儿童的学习和记忆与大脑发育密切相关。虽然动物研究提示吸入麻醉药物会引起动物胎儿脑细胞凋亡甚至对认知功能产生长远的影响，但这些研究都仅限于动物，不能将结论照搬到人类。一些临床研究也试图探讨接受过麻醉的幼儿是否智力下降，是否影响学习和记忆，但由于受到诸多因素的干扰，如手术类型、患儿年龄和基础健康状态等，目前仍然没有确切的证据证明麻醉会影响孩子的学习和记忆。随着医学的不断发展进步，相比过去，现代麻醉药的作用时间更短、副作用更少。手术过程中，实施麻醉以保证患儿安静入睡且无痛；手术结束后，麻醉药物很快从体内代谢清除，不会对患儿造成长远的影响。但考虑到动物实验麻醉药对未发育成熟大脑的不良影响，因此我们建议儿童接受手术前需慎重评估手术给患儿带来的益处是否超过手术和麻醉本身的风险，有些先天畸形如果不影响儿童发育，则建议尽量不要在其过低年龄时实施。

您家孩子全身情况良好，接受全身麻醉一般是不会影响学习和记忆的。

4. 李女士：医生，我听我的老同学说了，全麻药都是对身体不好的，而且好像会"上瘾"，好可怕呀！

Dr 李：麻醉中使用的麻醉性镇痛药主要是阿片类药物。阿片类药物用于止痛已有数百年的历史，其通过受体发挥作用。临床上常用的麻醉性镇痛药包括吗啡、哌替啶（度冷丁）、芬太尼、阿芬太尼、舒芬太尼、瑞芬太尼、喷他佐辛等。广大家长对于使用麻醉性镇痛药有一个比较关注的问题就是成瘾。其实阿片类药物只有在反复多次使用后才会产生耐受和依赖。目前，临床上手术期间使用麻醉性镇痛药的时间短，不至于产生躯体依赖和心理依赖，不会成瘾。

5. 李女士：医生说我们需要尽快手术，但我的孩子前两天感冒发热了，流涕咳嗽，可以马上入院吗？我们挺着急的。

Dr 李：孩子出现了发热、咳嗽、流涕等，临床上最常见的原因是上呼吸道感染，也就是我们通常所说的"感冒"。它是鼻腔至喉部之间急性炎症的总称，是小儿最常见的感染性疾病。其通常表现为打喷嚏、流涕、咳嗽等症状。如果患儿年龄大，只流清涕，而手术时间短创伤小，可以与你的麻醉医生进一步商讨是否能进行手术麻醉；而如果患儿存在流脓涕，咳嗽甚至发烧，或者患儿的手术要进行气管插管时，施行麻醉不但会使呼吸道合并症发生率升高，而且会大大增加麻醉的风险。因为在呼吸道感染时，患儿的气道敏感性增高，分泌物增加，喉痉挛、支气管室率、咳嗽屏气的发生率增高，这些都可能导致大脑缺氧的发生。

另外，上呼吸道感染如没有得到及时有效的控制，就会发展为下呼吸道感染，包括气管炎、支气管炎、毛细支气管炎及肺炎等。下呼吸道感染时，肺部炎性分泌物增多，会发生通气和氧合功能障碍，影响孩子术中的正常氧供，麻醉后肺的并发症也会增加。这时应尽量避免手术、麻醉，待其呼吸道症状完全消除后，由麻醉医生全面评估后，再确定手术麻醉的时间。

您家孩子现在最好到儿科就诊治疗，等到上呼吸道感染的所有症状消失 2 周后，再考虑安排孩子进行手术麻醉。

6. 李女士：医生，我们孩子手术以后什么时候会醒呢？麻药作用过了会不会特别痛？上次我妈妈做胃肠手术后肚子痛了好几天呢！

Dr 李：麻醉是顺利完成手术的保证，不同的手术采用不同的麻醉方式。"麻醉后患儿何时能清醒"是很多家长关注的话题。在停止给药后，全麻患儿一般在 20 ～ 90 分钟即可清醒，小婴儿出现体动及哭吵，大龄儿童则对指令性动作、定向能力和术前的记忆得以恢复。若超过 2 小时意识仍不恢复，在排除昏迷的情况下可认为麻醉苏醒延迟。目前临床使用的麻醉技术能使多数患儿安静地苏醒，而不出现兴奋、恶心呕吐或其他明显的激惹状态。但是，没有任何一种麻醉技术能做到保证绝对平稳苏醒，在恢复早期有可能出现烦躁。麻醉医师在选择麻醉方式会应尽量减少或避免能引起术后烦躁的因素，使用合适的镇痛或局部阻滞技术，维持内环境稳定，给予患儿抚摸和安慰，生命体征稳定后也会尽早让父母陪伴在其左右。

在患儿苏醒会后，会有一定程度的疼痛感觉。早期疼痛神经生理学的研究表明，各个年龄阶段的婴幼儿都有感受疼痛的能力，也就是说任何能够引起成人疼痛的事件也都有可能造成婴幼儿的疼痛，有时候可能会更甚。引起婴幼儿手术后疼痛的因素是多方面的，主要是手术创伤及多种炎性介质的释放，引起伤害性信息向中枢神经系统传导及传递。其疼痛程度常因手术部位、手术性质、创伤大小而有所不同。已有研究表明，未得到控制的术后疼痛可能导致一系列有害的急慢性后果，不利于患儿的术后康复。因此，儿童的疼痛治疗计划更应具有个体化和多途径。心理学的干预、家庭的支持以及物理治疗在儿童的疼痛管理中都可能起着重要的作用。麻醉医师会根据手术部位、性质和创伤大小采用不同方法帮助患儿缓解疼痛，

小儿术后镇痛的方式包括局部浸润麻醉、口服给药、直肠给药、皮下给药、静脉给药、患者自控镇痛（PCA）以及区域麻醉镇痛。常用药物包括对乙酰氨基酚、非甾体类抗炎镇痛药、阿片类药物及局部麻醉药。小手术术后疼痛较轻，使用非阿片类药物即可；大手术后的镇痛可先静脉或椎管内使用阿片类药物，视病情再改为口服药物。

目前，我们最常用的是"患者自控镇痛"方法，这需要父母、护士共同参与，对于您家孩子这种年龄较大的患儿，父母或护士可以与患儿商量在必要时控制给药。

7. 李女士：医生，那我怎么知道我的孩子痛不痛呢？我的孩子特别娇气，我怕止痛药用多了对身体不好呢！

Dr 李：可以通过观察儿童的表情、行为等进行评估。对于不同年龄的儿童可以分别采用行为学和生理学及自我描述对疼痛进行评估。儿童的生长发育大致可分为四个阶段，每个阶段均有适合的疼痛评估方法：

（1）第一阶段（0～2岁）。该阶段的新生儿和婴儿没有语言能力，不能明确描述疼痛，只能通过临床观察患儿的行为（姿势、活动、哭闹、喂养、睡眠和生理体征（心动过速、高血压、出汗和血氧饱和度等）等来判断其是否存在疼痛以及严重程度。这个阶段的疼痛评分可采用 NIPS 评分法。超过 4 项指标得分（即 4 分以上），就必须给予镇痛治疗。如下表。

NIPS 评分表

项目	0分	1分	2分
面部表情	安静面容，表情自然	面肌收紧，表情痛苦	
哭吵	安静不哭	间歇性轻声呻吟	持续性大声尖叫
呼吸形式	和往常一样	呼吸不规则加快，屏气	
上肢	没有肌肉僵硬，偶尔随意运动	肌紧张，上臂伸直，僵硬和/或快速屈伸	
下肢	没有肌肉僵硬，偶尔随意运动	肌紧张，腿伸直，僵硬和/或快速屈伸	
觉醒状态	安静地睡眠或清醒、情绪稳定	警觉，坐立不安，摆动身体	

注：1. 本标准适用于新生儿～3 岁婴幼儿疼痛的评估，也可用于生长发育迟缓的儿童。

2. 此表最高评分是 7 分：评分>3 分，提示疼痛；≤2 分，代表极少或没有疼痛；3～4 分，代表中度疼痛；5～7 分，代表中度至重度疼痛。

（2）第二阶段（2～7岁）。此阶段的儿童有一定的语言表达能力，能用简单的词汇对疼痛进行描述，能对疼痛进行定位，并用"多"与"少"来区别程度。可以通过儿童专用的疼痛测量工具真实可靠地自我叙述疼痛，如脸谱疼痛评分（第一图适用于婴幼儿，第二图适用于学龄儿童和青少年）。

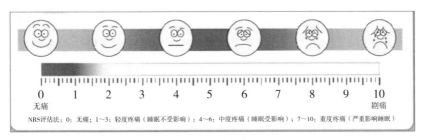

脸谱评估图和数字评估尺

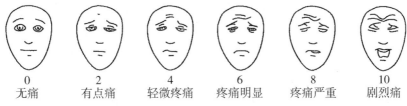

| 0 | 2 | 4 | 6 | 8 | 10 |
| 无痛 | 有点痛 | 轻微疼痛 | 疼痛明显 | 疼痛严重 | 剧烈痛 |

改良面部表情评估图

（3）第三阶段（8～12岁）。该阶段的儿童能与医生很好地沟通，讲述疼痛的性质和发作次数。他们已经理解数字顺序的概念，可以像成人一样使用数字评分及视觉模拟法评估。数字评估尺和视觉模拟评估是用一把10厘米的尺，左边为0、右边为10，"0"表示无痛，"10"表示剧痛。让儿童根据其疼痛程度，在尺上做出记号。

（4）第四阶段（大于12岁）。此年龄段的少年能准确地描述疼痛的性质，如灼痛、刺痛、抽痛、切割痛等。他们能正确地说出不同镇痛方法对疼痛缓和的程度。此阶段的儿童常用数字和视觉模拟评估工具。

8. 李女士：医生，之前您说小孩子手术前有 8 个小时不能吃东西、喝水，那他醒了是不是马上可以吃饭喝水呢？我的孩子平时都没饿过，太难受了。

Dr 李：对于气管插管全麻的小儿，术毕气管导管拔出后，咽喉反射并未完全恢复，过早进食后容易引起恶心呕吐，甚至出现误吸和吸入性肺炎，因而术后进食时间规定在拔管后 4～6 小时。

对于行日间小手术的患儿，常常未行气管插管而全凭静脉麻醉的患儿，由于手术时间也较短、麻醉药用量较少，全麻苏醒后咽喉反射是否完全恢复未有明确的定论。因而对于术后进食的时间也未有严格规定。禁食时间过长会引起小儿脱水、低血糖反应以及增加恶心呕吐的发生率，同时小儿由于饥饿可能引起烦躁，影响伤口的护理，增加护理的负担。小儿胃排空的速度快，术前禁食已使患儿处于饥饿状态。患儿清醒后因饥饿而哭闹吞入大量空气使胃内压力增高，出现腹胀，致使胃肠蠕动恢复时间延长，影响患儿术后恢复。因而进食、进饮对许多小儿来讲可能是一种心灵上的安慰。而对于非胃肠道全麻腹腔镜手术，对胃肠道损伤小，术后早进食对患儿胃肠道功能恢复有促进作用，能安全有效地补充营养、纠正水电解质失衡等。另外，食物的扩张、化学和温度刺激是引起消化道平滑肌活动的自然因素，当食糜进入十二指肠内，小肠运动会增强，所以早进食后肠蠕动恢复快，肛门排气、排便时间也缩短。只要患儿麻醉完全清醒，早进食是安全的，既可避免镇静剂的滥用，又可以促进患儿的恢复，故未行气管插管及未行胃肠道手术的患儿清醒后或术后 2 小时清醒后可进食。

（吴晓丹　林　俊）

日 间 手 术

> 小美体检发现了乳腺肿物，来到麻醉科，咨询手术事宜。

1. 小美： 医生，我体检超声检查发现乳腺肿物，体检中心的医生建议我到乳腺科就诊，进行手术切除。我需要马上住院进行手术吗？

Dr 李： 不要着急，根据您的超声结果我建议进行手术切除，但是您的情况可以进行日间手术，不需要住院。

2. 小美： 什么是日间手术？不住院也能做手术吗？

Dr 李： 日间手术是指临床诊断明确的患者在 24 小时内完成计划性入院、手术或有创操作、术后短暂观察并出院的手术模式。日间手术不包括门诊手术，通常不需要在医院过夜，对于病情需要延期住院的患者，一般不超过 48 小时。

日间手术这一概念最早由英国儿科医生 James H. Nicoll 提出。目前欧洲、北美的许多国家日间手术占择期手术比例达 60% 以上，英美等国家高达 85% 以上。中国从 20 世纪 80 年代开始，临床上就有关于日间手术的实践，90 年代部分医院开始陆续推广这一模式。由于日间手术能显著地缩短患者住院天数、减少患者负担、提高医院运转效率，因此受到越来越多的医院重视和患者欢迎。

3. 小美： 跟普通住院手术相比，日间手术有哪些优点？

Dr 李： 相对于传统住院手术而言，日间手术模式住院时间短，患者手术安排快，具有效率高、成本低、质量高等特点，有利于提升病床周转率、减少患者等待时间、减少费用负担、减少创伤、加速康复。这种惠及大众的日间手术模式有利于节约医疗卫生资源及提高医院优质资源的利用率，解决患者"住院难""手术难"的问题。

4. 小美：日间手术安全吗？

Dr 李：您放心，日间手术便捷、高效，而且更注重安全性。日间手术不单有严格的准入标准，还有规范的日间手术流程与制度，能为患者提供全方位的安全保障。日间手术一方面通过微创手术减少组织创伤、促进恢复，另一方面给予有效的术后镇痛、恰当的术后注意事项告知和术后支持。患者虽然不在医院，但实际上也能获得高质量的医疗服务，所以不必担心安全的问题。

5. 小美：听起来很不错。我妈妈 70 岁，体检发现妇科肿瘤，医生也建议手术，她也能进行日间手术吗？哪些外科手术种类适合日间手术？

Dr 李：虽然日间手术有很多优点，也很安全，但并不是所有的手术都能进行日间手术。日间手术的准入原则为风险小、恢复快、安全性高的手术项目，包括如下七项基本准入条件：

（1）该科室已开展成熟的手术。

（2）临床诊断明确，手术时间预计不超过 2 小时。

（3）气道受损风险小。

（4）术后大出血或重要部位的致命性出血风险小。

（5）术后疼痛可用口服镇痛药缓解。

（6）无须特殊护理且可在 12 小时内恢复至出院标准，总留院观察时间不超过 24 小时。

（7）术后能快速恢复饮食和饮水。

国家卫健委根据患者需求、日间手术工作进展和新版的手术操作分类代码，组织对日间手术目录进行了更新，形成了《日间手术推荐目录（2022 年版）》。同时，各大医院根据需求会制定自身合适的手术病种。

换而言之，预计对身体创伤大、手术风险高的手术，或者像您妈妈这样年龄偏大的患者，术后需要严密的监测和进一步治疗，我们是不建议进行日间手术的，住院治疗更合适。

6. 小美：哪些患者适合日间手术？

Dr 李：虽然可以实施日间手术的手术种类很多，但并非所有人都适合进行日间手术。为了确保患者围手术期安全，我们会进行严格的筛选，经过手术医生及麻醉医生评估，会明确告知患者是否合适。

日间手术患者的准入条件为：

（1）临床诊断明确，符合手术适应证，无手术禁忌证。

（2）成人患者有自主行为能力，意识清晰，无精神疾病史，愿意接受日间手术服务模式。

（3）术前患者体格情况符合美国麻醉协会标准（ASA 病情分级）Ⅰ－Ⅱ级或部分内科情况已严格控制的 ASA 病情分级Ⅲ级；65 岁以上的老年患者，需增加特定的评估项目并谨慎筛选。

（4）未成年人患者需要其监护人愿意接受日间手术服务模式。

（5）患者和家属对手术、麻醉方式理解并认可，同意接受日间手术。

（6）患者手术日当天需有一位具有民事行为能力的成人陪伴，并在术后至少 24 小时内陪护，且有通畅的联系方式。

7. 小美：如果我要做日间手术，我马上就可以做吗？需要怎么预约？具体流程是什么？

Dr 李：您别着急，我们会给您尽快安排，但也需要您分别在外科门诊和麻醉评估门诊完成入院前的评估及手术预约。具体的流程我给您介绍：

（1）入院前评估。手术医生在门诊充分评估患者生理和健康状况。评估内容包括既往病史、患者意识评估、手术适应证评估和手术禁忌证等，适宜开展日间手术的患者需进行日间手术初预约手续。

麻醉医生按照日间手术麻醉评估方案对预约日间手术患者进行必要的麻醉评估，并开具相应必要的术前检验、检查。根据评估资料综合判断患者是否适合日间手术，并及时通知手术医生，同时做好患者入院前的教育指导。

手术医生负责为已经通过了入院前评估、拟行日间手术的患者开具住院申请，制订手术计划，提交手术申请。

（2）预约排程。若是患者的综合情况通过了评估，日间手术中心设专人安排患者的手术时程，及时电话或短信告知患者预约手术时间和手术地点，并通知患者手术当日由有民事行为能力的成人陪伴，来院办理入院手续。

8. 小美：我术前需要做哪些检查？

Dr 李：充分的术前评估与检查是保障患者安全必不可少的措施。拟行日间手术的患者术前需到麻醉门诊就诊，由麻醉医生根据患者综合病史、手术及麻醉方式决定术前检查的项目。一般的项目包括心电图、胸片、血常规、术前感染筛查、血生化、凝血功能检查等。若患者合并慢性疾病，如心脏疾病、高血压病、慢性支气管炎、糖尿病等，麻醉医生会根据患者情况增加相应的检查项目，以便评估更准确。

9. 小美：我的手术及麻醉由谁来做？我如何了解我的手术方式及麻醉方式？常见的麻醉方式有哪些？

Dr 李：您放心，对日间手术医生及麻醉医生是有严格准入制度的，为您进行手术及麻醉的都是有资质且经验丰富的医生。同时，在手术及麻醉前，手术医生和麻醉医生会对您及您的家属进行术前告知，告知手术计划、手术风险、预计费用，以及围手术期注意事项，帮助您做好心理准备，减少焦虑，并签订"手术知情同意书"和"麻醉知情同意书"等术前文书。

麻醉方式一般根据手术需要，由麻醉医生跟患者共同决定。日间麻醉的特点是"起效快、代谢快、苏醒完全、患者舒适、副作用小，以及不对人体造成危害"。常见的麻醉方式包括局部麻醉、静脉全麻、气管插管全麻、麻醉监测管理等。

10. 小美：我一想到要手术就很紧张，我术前要做什么准备？术前能吃东西吗？

Dr 李：您不用太紧张，我们日间手术中心的护士或病区的护士会对日间手术患者及家属进行宣教，内容包括术前常规教育、健康教育、心理疏导、饮食指导、用药指导及围手术期准备，以及术前、手术中、术后护理等，并告知患者及其家属术前必备的个人物品，要求他们保持通信畅通。同时，有纸质的术前注意事项可以给患者带回家，也可以通过扫描二维码关注相关信息，有疑问可联系日间手术中心，相关人员会为您解答。

特别要注意的是禁食问题。一般拟行局部麻醉的患者不需要禁食，正常饮食即可；非局部麻醉的患者需要常规禁食禁饮，一般固体食物或肉类需禁食 8 小时，牛奶或配方奶粉需禁食 6 小时，母乳需禁食 4 小时，水或清饮料需禁食 2～4 小时。

11. 小美：手术当天我可以自己一个人过来做手术吗？我需要带什么资料来医院？

Dr 李：按照规定，您手术当天不能独自过来，需要有民事行为能力的成人陪伴。因为术中有可能出现特殊情况需要获得您及家属知情同意，签署同意书；并且陪同人可以协助您办理入院及出院手续，减少您的奔波劳累，会更方便、安全。

需要携带的资料包括入院资料、身份证件、医保卡或相关医疗卡、术前相关检查结果等。

12. 小美：我做完手术马上就能回家吗？

Dr 李：日间手术结束后，您需要等待麻醉恢复，并经过麻醉医生的评估，达到出院标准才可以离院。

麻醉恢复一般分为三个阶段：

（1）第一阶段。从麻醉药物停止使用到保护性反射及运动功能恢复。此阶段通常在麻醉复苏室中进行，需监测患者的意识、活动、呼吸、心率、血压、氧合状态等，直至达到离开麻醉复苏室的标准。

（2）第二阶段。由麻醉复苏室转入日间手术病房或普通病房进行，直至达到离院标准时结束。此阶段应继续观察患者各项生理功能恢复及外科情况。

麻醉医生会根据日间手术患者离院评估表（PADS），通过对患者生命体征、活动状态、恶心呕吐、疼痛、手术部位出血五方面进行评估和评分，合格者方能离院。

（3）第三阶段。患者离院后，在家中完全恢复。

13. 小美：术后我伤口会很痛吗？

Dr 李：您放心，日间手术多采用以口服、局部镇痛为主的多模式镇痛方法，包括切口局部浸润和区域阻滞，联合使用非甾体抗炎药，必要时辅助小剂量的阿片类药物。简单来说，手术医生会在伤口附近注射麻药减轻疼痛，出院后觉得伤口痛可以服用口服止痛药，一般可以缓解。

14. 小美：术后我需要注意哪些？如何护理伤口？

Dr 李：我们会提供详细的日间手术患者出院指导，包括日常活动、自我观察、术后不适、饮食、服药五大类内容，具体如下。

第一类，日常活动注意事项：

（1）术后需由家属陪同，小儿患者或年龄大于 65 岁的老年患者，家属需加强陪护，并注意患者精神状况，防止跌倒等意外发生。

（2）可以适量活动，避免劳累，做力所能及的事；避免受凉，预防感冒。

（3）术后至少 24 小时不能驾驶车辆，不能操作电动工具、做重要的决定或签署具有法律效应的文件。

第二类，自我观察的内容：

（1）自我感觉。术后 24 小时内还可能会感到头痛、头昏、恶心、呕吐、肌肉痛和伤口疼痛等不适，但症状一般在 24 小时后消失；如果超过 24 小时不适症状仍然存在，请及时与随访医师取得联系。

（2）伤口：观察敷料有无渗血，如有渗血及时到门诊换药。

第三类，术后常见不适：

（1）轻度疼痛。遵医嘱服用止疼药可缓解。

（2）肠胃胀气。避免进食牛奶、豆浆、碳酸饮料等易产气食物，适当下地活动，促进胃肠道蠕动帮助排气。

（3）恶心呕吐。适当活动促进麻醉药物代谢，进少量软质易消化饮食；若呕吐未缓解，先禁食，口服灭吐灵等止呕药物，同时咨询麻醉医生或专科医生进一步处理。

（4）体温升高。手术后会有吸收热现象，体温一般不会超过38.5 ℃，3～5 天体温会逐渐恢复正常。

（5）伤口大量出血、剧烈腹痛、剧烈呕吐、高烧不退等严重不适时请及时就医。

第四类，饮食注意事项：

手术后当晚可以喝米汤，术后第一日可进食米粥、面条、面片汤等易消化清淡饮食。避免进食牛奶、豆浆、碳酸饮料等易产气食物，以免引起腹胀不适；避免进食油腻食物。

第五类，服药注意事项：

有出院带药的患者，请遵从医生的医嘱服用。

15. 小美：术后我要何时及如何复诊？

Dr 李：患者出院后 24 小时内常规有术后随访，以电话随访为主。24 小时后如患者病情需要，可延长术后随访时间。患者出院第一周内随访不少于 2 次，出院第二周不少于 1 次；出院 2 周后根据患者情况确定随访频次。具体复诊的时间会由手术医生或随访人员告知。

医院同时提供多种院外随诊方式，告知患者随访日期和随访人员，确保患者随诊咨询。手术科室按疾病专科要求随访并记录，随访内容着重术后并发症的预防、处理及康复指导。

16. 小美：术后在什么情况下需要立即到医院就诊？

Dr 李：如日间手术患者离院后发生大量出血、切口裂开、剧烈腹痛、剧烈呕吐、高烧不退等严重不适或并发症时，请及时返回医院急诊科。医院会开通急诊绿色通道，给予患者紧急处理。

17. 小美：我的手术费用属于住院费用吗？能用医保报销吗？

Dr 李：根据国务院办公厅印发的《"十四五"全民医疗保障规划》要求，鼓励日间手术等医疗服务发展。国家医疗保障局和财政部发文明确规定，将日间手术参照住院管理和报销。各省市已经陆续出台政策，将日间手术相关费用纳入住院费用管理，实行按比例报销。简单来说，大部分费用是按住院费用报销的，具体情况可以咨询医院的医保部门。对医药费报销，会有详细的指引，所以不用担心费用报销的问题。

（叶健鸿）

胸外科手术的麻醉

小陈的邻居王大爷肺部发现肿物，需要做手术。

1. 小陈：医生，王大爷手术前要做一些什么准备呢？

Dr 李：如果王大爷吸烟的话，他应该停止吸烟，以减少呼吸道的分泌物；控制气道感染，尽量减少痰量，有利于减少术后肺炎、肺不张的概率，防治支气管痉挛，锻炼呼吸功能。

2. 小陈：听说胸科手术的风险比较高？

Dr 李：因为胸腔内有心脏、大血管，胸腔又是容量比较大的空间。如果损伤了大血管，会出现大量的出血。肺部的手术跟心脏比较近，有时候是贴着不断跳动的心脏做的，容易刺激心脏出现心律失常。由于胸科手术中是单肺通气，肺的交换面积减少，并且流经患侧肺的血液未经氧合就回流心脏，造成通气/血流比异常，部分肺功能不好的患者会出现血氧降低。双腔支气管插管也对麻醉医生的技术要求高，正确放置插管的位置和深度才能保障术侧肺塌陷满意，以及保证合适的气道阻力，降低出现低氧血症的概率。也有开展"保留自主呼吸不插管的胸腔镜手术"，由于自主呼吸时会出现纵隔摆动和反常呼吸，对氧合和循环的影响也比较大。

3. 小陈：王大爷的麻醉是怎么做的呢？

Dr 李：肺部肿物切除手术是一种常见的胸外科手术，通常需要行全麻。首先，由于肺部手术对呼吸循环的影响较大，手术前要做全面的评估，包括身体状况、呼吸功能和心血管系统等方面，以制订个性化的麻醉方案。肺功能试验能够测出有无通气障碍或者换气障碍，心脏超声可检查心脏功能。在应用麻醉药物使患者入睡后，需要插入气管导管进行通气和呼吸支持。大多数的肺部手术需要施行"单肺通气"，使手术侧的肺萎陷，利于外科医生获得好的手术视野和操作空间。单肺通气需要设定合适的呼吸参数，在手术期间需要监测患者的呼吸、心率、血压、血氧饱和度、动脉血氧分压、二氧化碳含量等指标，还要关注出血量。术中要及时吸引气管内的分泌物或血液，确保患者的安全和舒适。

4. 小陈：为什么医生说王大爷手术后可能要去重症监护室？

Dr 李：王大爷行的是一个肺叶切除术。肺叶切除术后肺功能改变是不可避免的。术后患者的肺功能会有所下降，但下降的程度取决于手术前的肺功能状况、手术的范围和术后的康复情况等因素。一般来说，肺叶切除术后第一天肺功能下降比较明显，术后 1～2 周内肺功能继续下降，随后逐渐恢复。主要表现为：术后呼吸功能下降，包括肺活量、一秒钟用力呼气容积和最大呼气流速等指标下降；术后肺顺应性降低，弹性回缩力增加，肺泡容积减小，气道阻力增加，导致呼吸阻力增加，呼吸肌负荷增加；术后患者肺通气/血流比例失调，导致肺内分流增加，氧合功能下降，出现低氧血症；术后患者出现胸腔积液、胸膜炎等并发症的风险增加。这些并发症也可能对肺功能产生影响。

5. 小陈：胸科手术后痛吗？

Dr 李：胸科手术分为传统的开胸手术和胸腔镜的微创手术。术后可能会出现程度不一的疼痛。总体来说，微创手术的疼痛程度较小。疼痛不利于患者咳嗽排痰。因此需要及时给予有效的镇痛治疗，包括使用术后镇痛药物。多模式镇痛可结合阿片类药物、非甾体抗炎药和神经阻滞，能够提供好的镇痛效果。

术后肺功能康复非常重要。患者需要积极参与术后呼吸康复训练，包括深呼吸、咳嗽等方法，早期康复训练可以促进术后肺功能的恢复。同时，要保证患者的营养状况和精神状态等。这有助于提高术后肺功能的恢复。

（房洁渝）

鼾症与麻醉

小朱因为深夜打呼噜，张口呼吸，夜间憋醒来医院看病，被诊断为阻塞性睡眠呼吸暂停低通气综合征，准备行手术治疗。他忧心忡忡地来到麻醉评估门诊。

1. 小朱：医生，我被确诊阻塞性睡眠呼吸暂停低通气综合征。我晚上打呼很严重，还有几次憋醒过。我去耳鼻喉科王医生那里看了，他让我来看麻醉评估门诊。怎么办啊，医生，我这个病很严重吗？我一直以为就是个小毛病！

Dr 李：小朱啊，不要担心哈，阻塞性睡眠呼吸暂停低通气综合征俗称"鼾症"，是指患者睡眠时周期性地出现部分或完全的上呼吸道梗阻，气体流通不畅，在狭小的空间里高速气流振动舌体等组织，于是就有了"呼呼"的打鼾声。

鼾症可不是一个小毛病哦，一般打鼾可以分为生理性的和病理性的：生理性的打鼾声音较轻，一般由睡眠姿势不当、枕头过高或过低、身体过度疲劳引起。病理性的打鼾是受慢性咽炎、鼻炎、扁桃体炎等炎症和其他因素刺激所致，会发出刺耳的呼吸声，严重时可能出现呼吸暂停或窒息的情况。特别对于出现呼吸暂停的患者来说，病理性鼾症是相对危险的，需要主动干预治疗。这些患者在睡眠的全过程中反复出现呼吸暂停，导致睡眠过程血中氧气减少，出现低氧血症。也就是说整夜吸进去的氧气比正常人来得少，长此以往，会影响记忆力，以及睡眠后的精力恢复，导致整个人白天无精打采的。同时一些研究也证明长期慢性缺氧、严重的病理性鼾症是高血压以及心血管事件发生的独立危险因素。

2. 小朱：奇怪，打鼾难道不是表明我睡得很香吗？怎么还会让我无精打采？发生鼾症的具体原因有什么啊？

Dr 李：上呼吸道任何解剖部位的狭窄或堵塞，都可导致阻塞性睡眠呼吸暂停，导致鼾症发生。常见原因分为鼻腔原因和口腔原因，以及一些发育性的原因，包括鼻中隔偏曲、鼻息肉、肥厚性鼻炎、变应性鼻炎；小儿则常见腺样体肥大、扁桃体肥大等。巨舌症、舌肿瘤、舌根部异位甲状腺等也容易导致鼾症发生。另外，某些先天性颌面部发育畸形和全身性疾病如肢端肥大症、甲状腺功能减退等也有可能导致鼾症发生。根据您的病历和检查看，您应该是咽腔狭窄合并鼻中隔偏曲，可考虑行全麻下悬雍垂 – 腭 – 咽成形术 + 鼻中隔偏曲手术矫正治疗。

3. 小朱：这个手术对麻醉有特别的要求吗？为什么还需要看麻醉评估门诊啊？

Dr 李：这个手术和麻醉的关系可大了！最主要的是这个手术一般需要在气管插管全麻下进行，但是鼾症本身就可能导致气管插管困难，同时在手术中麻醉医生和外科医生共用一个通道。外科操作有可能对气道这条生命线造成一定影响，术后拔除气管导管恢复自主呼吸也是一道坎，所以这个手术需要详细的术前评估和制订相关麻醉策略。

首先，麻醉医生在手术前会详细地评估患者的鼾症发生情况。这需要参考睡眠监测的结果，判断患者在睡眠过程出现呼吸暂停的频率和严重程度。另外，麻醉医生会通过查体、喉镜结果、咽喉部影像学资料等方式，评估患者无创面罩通气难易程度——这是手术过程中保持呼吸的第一道防线。我们需要确保你在麻醉药作用的深度睡眠下也能够在麻醉医生的帮助下通过面罩进行辅助呼吸。然后评估患者气管插管难易程度，这一步是为了确保我们能建立更高级、可以在手术中长期稳定使用的呼吸通道，这是手术能够开展的关键。通常我们会根据患者的张口度、颈部活动度、甲颏距离，以及观察患者的口腔情况进行总体气道评估和分级。此外，患者的影像学资料也是我们参考的重点。有的患者会在睡着后咽喉部肌肉塌陷，或者肥大的扁桃体阻挡气道，这在麻醉药作用的深度睡眠过程中堵塞程度会更严重。因此麻醉医生需要心里有个预期：即麻醉后能不能有一条通道能让我完成气管插管的。根据这个预计再来选择麻醉实施的方式。对有的患者，我们胸有成竹，那就可以实施普通方案；对有的患者，我们心有疑虑，那可能采用快速诱导的方法，提高安全可控性；对有的患者，我们没有把握，或者我们考虑麻醉后会出现困难，那我们倾向于选择没那么舒适但更安全的方法，用清醒插管的方式，完成气管插管。最可怕的还是在意料之外的困难，麻醉已经生效却迟迟通不上气，这种是非常危险的，最后的底牌可能需要紧急的气管切开。气管切开是耳鼻喉科医生的拿手本领。但是小朱你不要担心，根据我的评估你出现困难气道的风险不大，我们准备使用一个快速全麻诱导、可控安全的方法给你进行麻醉诱导。

4. 小朱：那就太好了，医生你讲这么严重吓死我了！那么对于这样的手术，术后有什么需要注意的吗？

Dr 李：刚刚说了气管插管的风险，手术结束后鼾症患者往往需要面临第二道坎，就是自主呼吸的恢复过程。相关指南中明确提出，睡眠呼吸暂停综合征患者至少手术当日宜在 ICU 或 PACU 过夜，尤其是接受术后镇痛、重度睡眠呼吸暂停综合征患者或接受重度睡眠呼吸暂停综合征矫正术者。这些患者因为手术后并发症和麻醉药作用，都可能导致手术后患者自己呼吸的功能暂时还没有恢复，包括术后局部出血、术后局部炎症肿胀等均可导致呼吸道梗阻加重。麻醉药会抑制患者的呼吸中枢，并且会影响患者的意识，发生术后呼吸困难、窒息等事件的风险相对高。

对于您的手术，我们争取在手术间内达到拔管指征，即定向力完全恢复、对指令有反应（不可将患者不自主的活动，如反射性地抓气管内导管、突然要坐起等误认为患者已完全意识恢复），呛咳和吞咽反射恢复和神经肌肉传导功能完全恢复，同时充分吸尽咽喉部的分泌物和残留血，且确保手术野无活动性出血的情况下，尝试进行气管导管拔除。如果不能达到拔管指征，那还需要进入 ICU 进一步观察治疗。对术后镇痛方面，我们会尝试少用会影响呼吸的阿片类镇痛药物，采用多模式镇痛的方法，帮助您渡过难关。我这样给您解释明白了吗？

5. 小朱：明白了！太感谢你了医生，谢谢你这么耐心地讲解鼾症。我原本真以为是个小毛病，这下我听明白啦，也安心了！

（赵迪舟）

无痛胃肠镜的麻醉

1. 问：医生，我想做肠镜检查。我很怕痛，网上说现在可以做无痛胃肠镜，是什么意思啊？

答：在无痛检查技术出现之前，各种消化内镜检查通常在局部麻醉下完成的。由于内镜操作对胃肠道有强烈的刺激和干扰，再加上紧张和恐惧的情绪，被检查者通常有强烈的不适和疼痛感，甚至留下痛苦的回忆等。目前，由于麻醉药物和技术的发展，麻醉医生已经有能力通过适当的麻醉药物和麻醉方法使患者在没有痛苦、没有恐惧的条件下进行检查。这种麻醉方式起效迅速、恢复快、无痛，可以极大提高检查舒适度。对于疼痛耐受差、精神紧张的被检查者，无痛胃肠镜是一种理想的方式。

2. 问：哇！原来无痛胃肠镜这么好，那我可以申请吗？

答：您先别着急。在进行无痛胃肠镜检查之前，我们需要评估您日常的身体状况，不是每个人都适合无痛胃肠镜的。首先，无痛胃肠镜通常是在手术室外实施，大部分患者都是门诊患者，因此需要对患者的全身状况进行评估。如果患者合并严重的基础疾病，如重要的器官功能障碍（3个月内发生过脑梗死或心肌梗死）、严重的心律失常、心衰未控制、哮喘持续状态、严重肺部感染的患者都不适合进行无痛胃肠镜检查。另外，即便没有合并严重的基础疾病，近期曾发生上呼吸道感染的患者，容易产生气道分泌物增加、气道痉挛等风险。因此，我们也建议其在上呼吸道感染痊愈1～2周后再安排无痛胃肠镜检查。

3. 问：原来做无痛胃肠镜有这么多要求啊！我很害怕会痛，检查过程中医生可以让我睡着吗？

答：当然可以。无痛胃肠镜现在有几种常见的麻醉方式。一种是通过苯二氮䓬类镇静药物，如用咪达唑仑进行中度镇静，使被检查者淡漠但仍有意识，降低焦虑程度和恐惧心理，配合完成检查。第二种是更常见的方式，即通过异丙酚诱导进行深度镇静，使患者无意识但是仍保留自主呼吸。第三种，对于预计需要长时间操作、创伤相对较大、误吸风险较高的胃肠镜治疗/手术，如消化内镜下胃肠道肿物切除术、经口内镜下食管括约肌切开术（POEM）等手术，医生会采用气管插管下全身麻醉的方式完成治疗/手术。

如果您的诉求是在睡着情况下完成结肠镜检查，排除禁忌证之后可以采用麻醉药进行镇静，通过使意识消失但是仍保留自主呼吸的方式进行麻醉胃肠镜检查。

4. 问：做麻醉胃肠镜对我有什么影响吗？我醒不过来怎么办？我会不会有其他的危险？

答：嗯，您提的问题也是大家很关心的问题。异丙酚是一个短效的镇静药物，具有起效快、消除迅速等特点，通常来说不良反应较少。常见的不良反应是上呼吸道梗阻、呼吸抑制（被检查者自主呼吸消失）、循环抑制（通常由于心肌抑制及血管扩张引起）、气道痉挛（麻醉状况下消化内镜刺激气道造成痉挛收缩）、反流误吸（消化道内容物通过上气道进入呼吸道内）、头痛头晕、恶心呕吐等。在无痛胃肠镜检查的过程中，麻醉医生会在床旁监护，及时发现被检查者异常状况并提供呼吸循环支持。由于麻醉药物和技术的进步，无痛胃肠镜的严重并发症发生率已经处于较低水平，但是仍有发生并发症的风险。

另外，由于麻醉药物对于中枢神经系统的一过性抑制作用，可能影响短时间的定向力和精细操作。在麻醉胃肠镜后24小时内不能驾驶车辆或操作电动工具。如果头痛头晕，恶心呕吐等不良反应24小时内未缓解，也需要及时联系医院和医生就诊。

5. 问：好的，我明白您的意思了。那我要到哪里做评估呢？手术前还要做什么准备吗？

答：麻醉胃肠镜的预约流程是这样的：首先由内镜医生检查，若需进行麻醉胃肠镜检查，则开具内镜检查单，患者再到麻醉评估门诊进行评估。符合无痛检查标准的患者会在麻醉评估门诊签署麻醉同意书并了解麻醉注意事项。对于术前准备来说，消化内镜尤其结肠镜有术前肠道准备的要求，患者需要按照消化内科医生的要求进行术前准备。对于麻醉胃肠镜的准备主要是术前需要充分禁食禁饮，按目前加速康复外科的要求，无痛检查前需要禁食油炸食物、脂肪及肉类食物大于等于 8 小时，禁清饮 2 小时以上。

（刘　艺）

高血压病患者的麻醉

1. 血压达到多少称为高血压？

目前对高血压的定义是临床收缩压≥140 mmHg 和（或）舒张压≥90 mmHg。因为体位、运动、用药、吸烟、饮咖啡、情绪波动等均会影响血压，一次血压异常并不能诊断为患高血压病，应至少包含两种环境下两次测量结果的平均值。成年人高血压分级标准见下表。

血压水平的分级（成人）

单位：mmHg

血压类别	收缩压	舒张压
正常	< 130	< 85
正常高值	130～139	85～89
1 级/轻度高血压	140～159	90～99
2 级/中度高血压	160～179	100～109
3 级/重度高血压	180～209	110～119
4 级/极重度高血压	> 210	> 120

2. 导致高血压的原因有哪些？

绝大多数患者（>90%）属于原发性（自发性）高血压病，就是找不到病因；其他的都属于继发性高血压病。继发性高血压病的病因有：药物性高血压（口服避孕药、减肥药、兴奋剂、激素类药物），内分泌紊乱（库欣综合征、醛固酮增多症、嗜铬细胞瘤、甲状腺毒症、肢端肥大症），肾性高血压（慢性肾炎、肾血管狭窄、肾小球肾炎、多囊肾等），神经源性高血压（颅内压升高、自主神经反射亢进等），其他各种原因（肥胖、高钙血症、先兆子痫、急性间歇性卟啉病、睡眠呼吸暂停综合征、疼痛、焦虑、服用精神药物等）。

因此，高血压的患者要排查继发性高血压的因素，以利于控制高血压。

3. 高血压病患者接受手术麻醉有什么风险？

高血压是心、脑、肾和血管疾病的一个主要危险因素。长期未控制的高血压会加速动脉粥样硬化和心、脑等重要器官损伤的形成，使患者对麻醉和手术耐受力降低，围手术期出现心血管并发症的风险大大增高（如心律失常、心绞痛、心肌缺血、心肌梗死、心力衰竭和主动脉夹层等），脑血管并发症的风险也显著增高（如脑出血、脑梗死等）。脑血管并发症还会引起严重的问题，如术后苏醒延迟、谵妄、术后偏瘫，甚至死亡。高血压还会导致周围血管闭塞性疾病和肾功能衰竭。

4. 高血压患者急诊手术麻醉风险会增加吗？

高血压急诊手术的风险主要取决于患者的具体情况和手术类型。一般来说，高血压患者的手术风险要比正常人高，因为高血压可能导致心血管疾病、肾脏疾病等并发症。此外，高血压患者使用药物来控制血压，急诊手术时，术前没有充足的时间来调整血压到合理状态。一方面，术中血压高，手术创口出血、渗血会增多；另一方面，由于长期高血压导致的器官灌注阈值升高，术中也容易出现器官缺血，这也会增加手术风险和麻醉的难度。

总的来说，高血压急诊手术的风险要比非急诊手术风险高，医生需要更加小心谨慎，以免引起患者血压的剧烈波动。

5. 经过麻醉前评估，为什么有些高血压病患者暂时不能手术？

常见原因有：

（1）患者患有血压控制不佳的重度高血压（收缩压≥180 mmHg 或舒张压≥110 mmHg）。

（2）麻醉医生可能发现了患者以前未诊断的继发性高血压病（如原发性醛固酮增多症、嗜铬细胞瘤等）或未治疗的心、脑或肾疾病的蛛丝马迹，需要完善相关器官的检查并进一步评估脏器功能，判断是否需要进行处理后再行手术治疗，以减少手术麻醉相关并发症。

（3）有些患者术前虽有控制血压，但是进到手术间由于极度紧张、焦虑，测量血压时发现收缩压仍然持续高于 180 mmHg，甚至高于 200 mmHg，经过安抚、注射少量镇静药物仍无法缓解的。麻醉医生经过综合考虑，为防止意外发生，也可能会停止当天的择期手术，将患者送回病房，用药调整血压，待把血压控制好一些才改天来做手术。

6. 经过麻醉前评估后，医生告知我在手术当日早晨可以继续服用一种降压药，而另外一种降压药物让我停止服用，这是为什么呢？不是说手术前晚 10 点后要禁止喝水吗？

高血压病患者术前服用的降压药物，不要自行停止，应在麻醉医生和外科医生的评估和指导下，有选择性地继续服用或停止药物。因为骤然停药可能导致您的血压反跳或心肌缺血。如 β-受体阻滞剂（普萘洛尔、美托洛尔和阿替洛尔）和 α_2-受体激动剂（可乐定），您如果长期使用这些降压药而突然停药的话，围手术期您的血压可能会骤升而导致风险增加，所以一般来说这类降压药应按术前使用的剂量标准继续使用至手术当日早晨。

但是如果您服用的是利血平、北京降压 0 号（含有利血平）等药物，可能引起术中血压不稳定，需要停药 1～2 周再进行手术。还有两类降压药，虽然目前意见尚未统一，但仍有很多学者和专家认为术前一天应停止服用血管紧张素转化酶抑制剂（如卡托普利、依那普利等药物）和血管紧张素 II 受体拮抗剂（如洛沙坦、厄贝沙坦等带"沙坦"二字的药物）。因为对于有低血容量或脱水的患者，不停药很可能出现难治性低血压。

若您还是不清楚哪种降压药物应继续服用，哪种降压药物该停止，可以咨询麻醉医生，经过评估后再听取他们的意见。另外，您会被告知手术前一天晚上需要禁食禁饮，若手术当日早晨仍需服用降压药，您可饮用极少量能把药片吞服下去的水。这样的水量不会影响您的手术，所以您不必担心。

7. 高血压患者手术中会出现高血压吗？如果出现，医生会如何处理？

高血压患者麻醉手术中可能会出现高血压，最常见的原因是：对于非全身麻醉的手术患者由于能听到手术室其他声音，导致心理紧张；或镇痛不全时，疼痛刺激加大；对于全身麻醉的手术患者，手术应激加大或手术刺激肿瘤部位引起交感神经兴奋增强，导致血液中儿茶酚胺类物质释放增加。

在手术过程中，麻醉医生需要密切监测患者的血压，如果发现血压升高，应立即采取措施进行处理。常见的处理方法包括：

（1）加深麻醉。加深麻醉可以减少疼痛刺激，并且大部分吸入麻醉药和静脉麻醉药都有扩张血管的作用。

（2）给予降压药物，如艾司洛尔、美托洛尔、尼卡地平、硝苯地平、乌拉地尔、硝酸甘油、酚妥拉明等。

（3）如果是清醒的患者，可减轻患者的紧张情绪，如使患者放松、提供情感支持等；适当给予镇静镇痛药物。

总之，术中高血压的处理需要根据具体情况采取个体化的措施，保证患者的安全和手术的顺利进行。

8. 作为高血压病患者，手术后需要注意什么？

术后的几天内，您依然处于围手术期发生心脑血管事件的高发期，需要医生和您的家属予以警惕，密切关注生命体征的变化。如果您出现心慌、胸闷、头晕等不适症状时，应及时告知病房护士或医生。术后的一段时间内，应在专科医生或护士指导下进行康复锻炼。同时，应遵循医生的指导，逐步恢复术前的降压药物治疗。出院后，定期去专科复查，更好地控制血压。

9. 患者之前不知道患有高血压病，入院才发现，请问医生可以安排手术吗？

医生会根据患者的血压情况具体安排。如果患的是轻度的高血压，可以口服一些控制高血压的药物，短期内把血压降到合理范围，然后安排做手术。如果患的是严重的高血压，就要做全面的检查，排除继发性高血压，并且做心电图、心脏超声，检查肾功能，检眼镜做视网膜血管等的检查，做脑部的核磁共振或 CT 检查，并且给予控制高血压的药物，待血压控制良好再做择期手术。

（李梅娜）

糖尿病患者的麻醉

> 老王患有多年的糖尿病，这次想住院做腰椎手术。小王带着父亲老王，一起到麻醉科找李医生。

1. 老王：医生，我有糖尿病病史，对手术、麻醉有影响吗？

Dr 李：老人家，在回答您这个问题前，我们先一起来了解下，糖尿病究竟是怎样的一种疾病。糖尿病是由于绝对或相对胰岛素分泌不足引起的代谢性内分泌疾病，可以导致人体内的碳水化合物、脂肪和蛋白质代谢紊乱。长期的代谢紊乱和持续高血糖等可导致全身组织器官的病变，容易并发心血管、肾脏、神经系统、视网膜等部位的病变，尤其是全身微血管病变，并且会导致自身的抗感染能力逐步降低。在日常手术中，糖尿病患者会增加手术麻醉的风险，尤其是长时间血糖指标控制不佳、病程较长的糖尿病患者，会给麻醉处理带来一定的困难。此外，患有糖尿病还可能增大手术后感染并发症的概率，导致术后伤口愈合减慢。

具体来说，相关的风险包括在手术中和手术后期的风险。大量的研究证明，手术应激会引起神经内分泌反应，导致应激性高血糖；而术中应用胰岛素调控血糖，亦可能导致低血糖。血糖的波动，加上可能发生的术中感染、术中创伤等因素可引起糖尿病酮症酸中毒或发生非酮症高渗性昏迷等特殊情况。糖尿病患者脂肪代谢紊乱，可能会导致微循环障碍、血栓形成，进一步会引发严重的心脑血管意外。手术后，糖尿病患者由于自身免疫力较低，导致体内白细胞的趋向性和功能受抑制，感染的风险性增加了。高血糖有利于细菌的生长、繁殖，容易导致各种感染并发症，进而导致患者手术伤口延迟愈合或不愈合。同时糖尿病患者若合并有神经病变时，术后容易造成急性胃扩张、麻痹性肠梗阻和尿潴留。围手术期血糖异常会增加感染、伤口愈合延迟、心脑血管事件等并发症的发生率，延长住院时间，增加手术患者的死亡率。合理的血糖监测和调控是围手术期管理的重要组成部分。

2. 老王：医生，那像我这种糖尿病患者，究竟能不能做手术和麻醉？

Dr 李：答案是可以的。但是在手术之前，我们必须根据您的病情以及血糖的控制情况来判断是否可以进行手术。如果糖尿病经过治疗，血糖和其他代谢紊乱得以纠正，并发症经治疗得以改善，那么做手术期间是相对安全的。所以，为了保证手术安全，手术前麻醉医生都会为您制订适宜的麻醉计划，您应该把自己的糖尿病病史详细地告知您的手术医生和麻醉医生。比如说，自己到底是哪一类的糖尿病，什么时候被确诊患有糖尿病，平时血糖控制的情况如何，最高血糖值是多少，是否出现过低血糖的情况，是否服用药物控制并告知药物种类等。医生只有对患者的病情详细了解后，才可以为患者制订个体化的麻醉方案、充分做好术中血糖的监测、预防由于血糖过高或过低引发的机体紊乱。

3. 老王：医生，那么手术前后我的血糖该如何控制？前面您讲了那么多，那是不是糖尿病患者非得把血糖控制正常后才能做手术？

Dr 李：因为手术及麻醉等各种应激性的刺激使得临床上将血糖控制在一个相对宽泛的范围，通常认为在整个围手术期内可接受的血糖低限是不引起低血糖发作，高限是不会引起渗透性利尿和高渗性昏迷。事实上，糖尿病患者手术时血糖控制在多少，目前还没有统一的结论。

从具体数值而言，对普通的手术采用宽松标准：空腹血糖或餐后血糖应维持在 8 ～ 10 mmol/L，餐后 2 小时血糖维持在 8 ～ 12 mmol/L，短时间随机血糖小于 15 mmol/L。如果是精细的手术如整形、眼科手术，重大的手术如心脏手术、脑部手术，相应地会采取严格的标准：空腹或餐前血糖控制在 4.4 ～ 6 mmol/L，餐后 2 小时或随机血糖控制在 6 ～ 8 mmol/L。对于择期手术，如果术前随机血糖大于 15 mmol/L，就需要使用胰岛素控制血糖，同时要推迟手术直至能稳定控制好血糖。

由于患者在手术当日禁食的缘故，一般不需要口服降糖药或使用胰岛素。手术当中，麻醉医生会实时监测糖尿病患者的血糖情况，使用胰岛素调控血糖。术后，患者如果依据手术情况继续禁食，需要继续使用胰岛素控制血糖。如果患者可以进食，后续会改用口服降糖药。具体的血糖控制目标，一般认为在 8 ～ 10 mmol/L 即可。

（书程瀚）

合并心脏病患者的麻醉

1. 陈叔叔是一位心脏病患者，这几年都在吃心脏病药物。不幸的是，他上周检查发现了直肠癌，要接受手术治疗。相较于手术，陈叔叔更顾虑麻醉的影响，因此他想知道自己麻醉前需要注意些什么。

对于陈叔叔这种长期的心脏病患者，麻醉医生关注的问题有以下几点：

（1）心脏功能评估。对于心脏病患者，需要进行心脏功能评估，包括心电图、心脏彩超、心肺功能测试等。通过评估心脏功能，可以了解患者的病情和麻醉手术的可行性。

（2）药物管理。心脏病患者正在使用多种药物，包括抗高血压药物、心脏病药物、抗凝药物等。在手术和麻醉前，需要与医生沟通是否需要暂停或调整药物的剂量。

（3）术前准备。心脏病患者需要进行术前准备，包括禁食禁水、洗净身体、穿戴手术衣等。此外，还需要进行必要的抽血、心电图等检查。

（4）麻醉方式。对于心脏病患者，需要选择合适的麻醉方式，避免对其心脏功能产生影响。通常选择局部麻醉、全身麻醉或复合麻醉。

（5）心脏监测。手术过程中，需要进行与心脏功能相关的监测，包括心电图、血氧饱和度、血压等指标的监测。如有必要，还需要进行有创血压、中心静脉压、心排血量、肺动脉压等指标的监测。

总之，心脏病患者准备接受手术和麻醉时需要进行全面的评估和准备，选择合适的麻醉方式和监测指标，确保手术和麻醉的安全性和有效性。

2. 陈叔叔很紧张，他想知道心脏病患者麻醉风险是不是很大。

心脏病患者麻醉风险相对较高，因为手术和麻醉本身会对心脏产生影响，而心脏病患者的心脏功能已经受损，更容易出现并发症。但是，由于现代麻醉技术和监测手段的不断进步，加上麻醉医生和心脏专家的密切合作，可以降低心脏病患者的麻醉风险，确保手术的安全和成功。所以，心脏病患者在接受麻醉前，需要经过全面的评估和准备，以确保麻醉的安全性和有效性。

3. 在手术和麻醉的准备阶段，麻醉医生需要关注患者的心脏状况，特别是那些可能对手术和麻醉产生重大影响的心脏病。陈叔叔是一位冠心病患者，他想知道自己是不是属于麻醉医生所关注的群体。

麻醉医生所关注的心脏问题包括但不限于：

（1）心肌缺血性疾病。冠心病是最常见的心肌缺血性疾病，如果患者的冠心病未得到有效控制，可能会在手术和麻醉中引发心脏事件。

（2）心律失常。一些心律失常，如室性心律失常和房颤，可导致心脏衰竭和血栓形成。麻醉和手术可能加重这些问题，因此需要麻醉医生密切监测。

（3）心肌病。心肌病是一组心脏疾病，可能会影响心脏结构和功能，从而影响手术和麻醉的安全性。

（4）心脏瓣膜病。心脏瓣膜病是指心脏瓣膜的功能障碍，可能导致心脏衰竭和其他严重后果。麻醉医生需要知道患者的瓣膜病情况，以决定是否需要特殊监测和处理。

（5）先天性心脏病。先天性心脏病是指出生时就存在的心脏结构异常。这些患者在接受麻醉和手术时需要特殊的监测和处理。

总之，麻醉医生需要评估患者的心脏状况，了解他们是否患有可能影响手术和麻醉安全的心脏病，并采取适当的监测和处理措施，以确保手术和麻醉的安全性。

4. 作为心脏病患者，在接受麻醉前最关心哪些方面的问题？

（1）麻醉的安全性。心脏病患者担心麻醉会对心脏产生负面影响，因此希望医生对麻醉的安全性进行解释和保证。

（2）麻醉对心脏的影响。患者想了解麻醉会对心脏产生什么样的影响，会不会导致心律异常、血压波动等问题。

（3）麻醉后恢复。患者关心术后的恢复情况，包括是否需要住院观察、恢复的时间、术后住院时间等问题。

（4）麻醉的方式。心脏病患者可能会问医生是否可以选择某种特定的麻醉方式，如全麻、神经阻滞麻醉等。

（5）术前的准备。患者希望了解手术前需要进行的准备工作，如是否需要空腹、停用心脏病药等。

（6）麻醉的不良反应。患者可能会问医生有关麻醉副作用的问题，如头晕、恶心、呕吐、便秘等。

（7）心脏药物与其他药物的相互作用。心脏病患者常常需要长期服用药物来控制病情，因此他们可能会问医生麻醉药物与心脏用药的相互作用情况。

（8）麻醉医生的经验和资质。患者会询问麻醉医生的经验和资质，以确保手术和麻醉的安全性和成功率。

5. 陈叔叔想了解以上情况，在手术前该如何向麻醉医生提问？

（1）手术对我的心脏有什么影响？会不会导致心脏病加重？

（2）我的麻醉风险有多大？有哪些可能的并发症？

（3）术后需要多长时间恢复？需要做哪些康复措施？

（4）有哪些麻醉方式可供我选择？哪种麻醉方式对我的心脏影响最小？

（5）我需要停止哪些药物？是否会影响我的日常生活和心脏病治疗？

（6）手术后如何进行心脏方面的监测？需要定期复查吗？

（7）我需要遵守哪些特殊饮食和生活方式，以便更好地控制我的心脏病？

（8）如果手术后需要用药，是否有心脏病的相关注意事项？

6. 心脏病患者在接受麻醉前通常会接受详细的评估，以确定其手术风险和最佳麻醉管理方案。陈叔叔已经办理入院，住在外科病房里，准备明天做手术。术前一天是麻醉医生访视的日子，他不知道麻醉医生会问什么问题，自己是否能答得上来。

麻醉医生通常向患者提出的问题是：

（1）您是否患有心脏病？如果是，请详细说说您的病情。

（2）您是否接受过心脏手术，植入过心脏起搏器或除颤器等医疗器械？

（3）您是否有高血压病或高血脂等疾病？如果有，请详细说明您的治疗情况和药物使用。

（4）您是否有糖尿病等慢性疾病？如果有，请详细说明您的治疗情况和血糖控制情况。

（5）您是否对某些药物或麻醉药过敏？如果是，请详细说明您的过敏反应情况。

（6）您是否曾经有过晕厥、胸痛、心悸等症状？如果是，请详细说明您的症状和治疗情况。

（7）您是否长期使用药物或吸烟、饮酒？如果是，请详细说明您的药物使用情况和在戒烟、戒酒等方面的努力。

（8）您近期是否进行过心脏检查，如心电图、心脏超声等？如果是，请告知您的检查结果。

（9）您是否遵守饮食和锻炼等健康生活方式？如果不是，请详细说明您的情况。

（10）您是否有其他疾病或正在使用其他药物？如果是，请详细说明您的情况。

（11）您一次步行能走多远，能上二楼吗？

7. 陈叔叔是冠心病患者，他的手术需要进行全麻。他希望知道全麻对冠心病患者有哪些方面的影响。

冠状动脉粥样硬化性心脏病简称为"冠心病"（CHD），是一种缺血性心脏病。冠心病是指冠状动脉血管发生粥样硬化病变而引起的血管狭窄或阻塞，造成心肌缺血、缺氧或坏死而导致的心脏病。冠心病的典型症状为胸痛（心绞痛）、胸部压迫感、呼吸急促、极度疲劳。

一方面，全麻可以引起血管扩张、心率减速和降低心肌氧耗等效应，从而改善心肌缺血情况；另一方面，全麻也可能引起低血压和心律失常等不良反应，加重冠心病的症状。手术的疼痛、伤害性刺激会促使身体释放儿茶酚胺，引起心动过速，容易导致心肌缺血。出血也会使血

手术麻醉黄金一百问　合并心脏病患者的麻醉

97

红蛋白的含量降低，使血液携氧能力下降，加重心肌缺血。

因此，对于冠心病患者来说，麻醉医生会关注以下几个方面：

（1）心功能评估。通过心电图、心脏超声等检查评估患者的心功能状况，判断心脏是否能够承受手术和麻醉。

（2）血压控制。冠心病患者如果伴有高血压，需要在手术前将血压控制在安全范围内，避免手术过程中发生低血压。

（3）心律监测。冠心病患者往往伴有心律失常，麻醉医生需要密切监测患者的心律，及时处理心律失常状况。

（4）麻醉药物的选择。冠心病患者对麻醉药物的耐受性较差，麻醉医生需要根据患者的具体情况选择合适的麻醉药物，避免出现不良反应。

（5）如果患者最近有胸闷、胸痛的心绞痛症状，可做冠状动脉造影。冠状动脉造影是判断冠状动脉病变的金标准，可观察到冠状动脉精确的解剖结构、冠状动脉粥样硬化的部位与程度。也可进行左心室造影，了解左心室收缩功能、射血分数和左心室舒张末充盈压。

（6）冠状动脉 CT 血管造影，简称冠脉 CTA，是可以诊断冠心病的。冠脉 CTA 是指心脏冠状动脉的血管成像，具体过程是通过静脉注射造影剂后利用 CT 进行扫描，然后经过计算机软件的后台处理后，获得三维图像，从而能够显示冠状动脉的血管情况，能够显示冠状动脉内有无斑块形成以及血管的狭窄程度等。虽然诊断冠心病的准确性不如冠状动脉造影，但是优点是无创、容易实施。

（7）如果患者手术中出现了心肌缺血，麻醉医生会采用药物扩张冠状动脉、适当降低心率、减少心肌氧耗等方法治疗。

总之，在冠心病患者接受手术和麻醉前，需要进行全面评估和监测，以确保手术过程的安全性和成功性。

8. 陈叔叔曾经放过心脏支架，他在接受全身麻醉前需要注意什么？

（1）告知麻醉医生自身的病史和手术经历。在接受全身麻醉前，一定要告知麻醉医生患者的冠心病病史以及放支架的情况，包括手术时间、支架类型和数量等，以便麻醉医生评估麻醉方案和风险。

（2）进行心电图和心脏超声检查。在术前，患者需要进行心电图和心脏超声检查，以确定心脏功能和病情。如果有必要，还可能需要进行其他心脏检查，如冠状动脉造影等。

（3）停用抗凝药物。如果患者正在服用抗凝药物，如华法林等，需要在术前停药。停药时间和方式需要遵循医生的指导，以免影响手术安全。

（4）注意情绪和心理状态。患者可能会因手术和麻醉感到紧张和不安，尤其是有心脏病史的患者。因此，保持良好的情绪和心理状态非常重要，可以通过交流、放松等方式缓解患者的紧张情绪。

（5）遵守医生的指导。术前的准备和麻醉方案都需要遵守医生的指导和建议，不要擅自停药或调整药物剂量。同时，也需要告知医生任何可能影响手术和麻醉的情况，如感染、发热等。

总之，作为冠心病患者，接受全身麻醉前需要进行全面的评估和准备，遵守医生的指导和建议，保持良好的情绪和心理状态，以确保手术和麻醉的安全顺利。

9. 陈叔叔听说直肠癌手术也可以做"半麻"，或者"半麻镇痛"。陈叔叔所说的"半麻"，就是麻醉专业所说的"椎管内麻醉"，是一种常用的麻醉方式。针对陈叔叔的冠心病状况，如果选择接受椎管内麻醉，需要注意什么？

针对陈叔叔的手术，麻醉医生认为选择椎管内麻醉不合适，倒是可以考虑硬膜外镇痛。冠心病患者接受椎管内麻醉需要明确以下几点：

（1）告知医生自己的病史和用药情况。冠心病患者需要告知医生自己的病史（包括是否有心绞痛、心肌梗死、心力衰竭等），以及是否在接受药物治疗（比如硝酸甘油、β－受体阻滞剂等）。这些信息可以帮助医生评估患者的心血管系统状况，制订更加安全的麻醉方案。

（2）进行心电图检查。在接受椎管内麻醉前，冠心病患者需要进行心电图检查，以评估心脏的功能和节律。如果发现异常，医生需要进行进一步的评估和处理。

（3）避免使用影响心脏功能的药物。有些药物可能会影响冠心病患者的心脏功能，如氯丙嗪等。在制订麻醉方案时，医生会避免使用这些药物，或根据患者的具体情况进行个体化选择。

（4）监测心电图和血压。在椎管内麻醉过程中，医生需要监测冠心病患者的心电图和血压，及时发现和处理心律失常和血压波动等情况。

（5）术后密切观察。椎管内麻醉后，冠心病患者需要进行术后密切观察，避免并发症的发生。如有必要，医生可以在术后进行心电图监测和心肌酶检查等。

总之，在接受椎管内麻醉前，冠心病患者需要告知医生自己的病史和用药情况，接受必要的心电图检查和监测，避免使用影响心脏功能的药物，术后密切观察，以确保手术和麻醉的安全性和有效性。

10. 陈叔叔问麻醉医生："除了硬膜外镇痛和静脉药物镇痛外，我听说还有一种'在肚皮旁边几个点打针'的镇痛方式。请问我可以做这个吗?"

陈叔叔所说的"在肚皮打针"的麻醉方式，专业叫法是"腹横肌平面神经阻滞"，是一种神经阻滞麻醉。它可以降低中下腹部手术患者的腹部切口疼痛。

作为冠心病患者，在接受神经阻滞麻醉，特别是单独的神经阻滞麻醉前需要注意以下几个方面：

（1）评估心血管状况。在进行神经阻滞麻醉前，医生需要对患者的心血管状况进行评估。特别是冠心病患者，需要检查是否存在心绞痛、心肌缺血等症状。

（2）用药方案。在进行神经阻滞麻醉前，医生需要综合考虑患者的病情和药物治疗方案。有些药物可能会影响麻醉效果和术后恢复，需要在医生的指导下进行调整。

（3）术前禁食。在接受神经阻滞麻醉前，患者需要遵守医生的术前禁食指导。过度的进食或者喝水可能会导致手术期间出现误吸、呕吐等并发症。

（4）监测生命体征。在进行神经阻滞麻醉时，需要对患者的生命体征进行监测。对于冠心病患者，心电图监测尤其重要，可以及时发现心脏异常情况。

（5）术后观察。术后需要对患者进行密切观察，包括监测呼吸、心率、血压等生命体征。如有必要，医生会在术后对患者进行药物治疗或者其他的干预措施。

总之，在进行神经阻滞麻醉前，冠心病患者需要与医生进行充分沟通，了解风险和注意事项，遵守医生的指导和建议，以确保手术和麻醉的安全和成功。

11. 陈叔叔隔壁病房的王阿姨是一位结肠癌患者，也准备近期手术。王阿姨同时也是一位房颤患者，她在接受全身麻醉前需要注意什么呢？

（1）告知麻醉医生和手术医生患者的房颤情况，包括诊断时间、是否有症状、是否有过相关治疗等，以便医生了解患者病情和进行针对性的麻醉管理。

（2）做好房颤的治疗，尽可能使房颤控制在正常范围内。如果患者正在服用抗凝药物（如华法林、阿哌沙班等），需要提前告知麻醉医生，并根据医生的指示停药或调整剂量。

（3）注意心律监测。医生可能会在术前进行心电图（ECG）检查、心脏超声等评估患者的心脏状况，以及在手术过程中监测心律变化，确保患者安全。

（4）避免过度焦虑和紧张。这可能会加重房颤或引起其他并发症。可以在医生的指导下适当使用镇静剂，放松身心。

（5）在手术后，需要注意心率、血压等生命体征的监测，以及房颤发作的可能性。如果有不适症状，及时告知医生并接受治疗。

（6）房颤患者手术中以控制心室率正常范围为主。如果发生了快速房颤，可选择药物包括β-受体阻滞剂、钙离子拮抗剂、西地兰、胺碘酮等。如果快速房颤引起了血流动力学不稳定，确定无心房血栓情况下可行电复律。

总之，作为房颤患者，在接受全身麻醉前需要告知医生自己的病情和治疗情况，遵医嘱做好药物管理，注意心律监测和情绪调节，确保手术安全。

12. 房颤患者接受椎管内麻醉前，又需要注意什么呢？

（1）与医生沟通。在接受椎管内麻醉前，一定要与医生进行详细的沟通，告诉医生自己患有房颤，以及症状、治疗情况等，以便医生针对性地进行麻醉计划和监测。

（2）检查心电图。在接受椎管内麻醉前，需要进行心电图检查，以了解房颤的程度和对心脏的影响，同时帮助麻醉医生做出正确的麻醉决策。

（3）控制房颤。房颤患者在接受椎管内麻醉前，需要控制心律失常，通过药物治疗和电复律等方式，确保心率稳定，降低术中风险。

（4）监测心率和血压。在接受椎管内麻醉过程中，麻醉医生会对心率和血压进行监测，以确保在麻醉过程中不会出现心律失常等并发症。

（5）术前禁食和禁用药物。在接受椎管内麻醉前，需要遵守医生的建议，按照要求进行术前禁食和禁用药物等措施，以减少术中和术后的风险。

总之，在接受椎管内麻醉前，房颤患者需要密切配合麻醉医生的工作，遵守医生的要求，积极控制房颤，减少并发症的发生，以确保手术的成功和安全。

13. 如果房颤患者要接受神经阻滞麻醉，又有什么特殊注意事项呢？

（1）与麻醉医生沟通。在手术前，房颤患者务必告知麻醉医生自己的病情和服药情况，尤其是是否使用抗凝药物。麻醉医生会根据患者的病情和手术类型选择最合适的麻醉方法。

（2）暂停抗凝治疗。房颤患者常常需要口服或注射抗凝药物，这些药物会影响凝血功能，增加手术出血的风险。在接受神经阻滞麻醉前，患者需要根据医生的指示暂停抗凝治疗，以降低出血的风险。

（3）监测心率和血压。神经阻滞麻醉可以引起血压和心率的变化，房颤患者因为心律不齐的问题，更容易出现心率不稳定。因此，在手术中需要监测患者的心率和血压，及时发现异常情况并采取措施。

（4）预防感染。神经阻滞麻醉需要在皮肤上注射麻醉药物，因此有一定的感染风险。房颤患者免疫力较低，容易感染。在接受神经阻滞麻醉前，需要遵循消毒操作规范，预防感染的发生。

（5）饮食控制。患者在接受神经阻滞麻醉前，需要控制饮食，避免进食高脂、高糖或过于油腻的食物，以免引起血糖、血脂异常，影响手术效果。

14. 像陈叔叔和王阿姨这类长期患有心脏疾病的患者，他们在麻醉过程中可能会出现什么问题？

（1）心律失常。心脏病患者本来就存在心律不齐的风险，而麻醉药物的使用可能会增加这种风险。常见的心律失常包括心房颤动、心室颤动等。

（2）心肌缺血。在手术过程中，特别是需要切开胸骨的手术，心肌缺血的风险会增加。因为手术会干扰心脏的正常血液供应，导致心肌缺氧。

（3）血压波动。在手术过程中，麻醉药物的使用可能会导致患者血压升高或降低，而心脏病患者可能更容易受到这种影响。

（4）术后并发症。心脏病患者手术后需要特别注意术后并发症，如心力衰竭、肺部感染、深静脉血栓等。这些并发症可能会对患者的恢复产生负面影响。

15. 如果陈叔叔或王阿姨在手术过程中出现心脏问题，麻醉医生会如何处理？

如果手术过程中出现心脏问题，麻醉医生和外科医生会立即采取行动来稳定患者心脏状况。处理方式因情况而异，取决于出现的具体问题和患者的身体状况。医生会给患者注射药物来控制心律，增强心脏收缩能力；严重的话，甚至需要进行紧急手术来解决出现的心脏问题。在手术前，患者可以与医生讨论可能出现的风险以及处理方式。

16. 陈叔叔和王阿姨这类心脏病患者可以做术后镇痛吗？原因是什么？

心脏病患者可以根据需要接受术后镇痛，但要谨慎考虑。因为心脏病患者往往存在一些特殊的风险因素，如心肌缺血、心肌梗死、心律失常、低血压等，这些因素可能会影响到术后镇痛的效果和安全性。因此，在做出决定之前，需要进行详细的评估和讨论。

一般来说，心脏病患者可以谨慎使用非甾体抗炎药（NSAIDs），多采用局部麻醉或神经阻滞来控制术后疼痛。对于较严重的疼痛，考虑使用阿片类药物。然而，需要注意的是，心脏病患者使用阿片类药物时，可能会引起呼吸抑制、低血压和心律失常等副作用。因此，在使用阿片类药物时需要特别小心，必要时应监测生命体征。

另外，心脏病患者在接受术后镇痛治疗时，也需要注意药物相互作用的可能性。例如，一些心脏病药物如β-受体阻滞剂和钙通道阻滞剂，可能会影响阿片类药物的代谢和清除，增加副作用发生的风险。

综上所述，心脏病患者可以接受术后镇痛治疗，但需要综合考虑患者的具体情况和治疗风险，进行个体化的评估和治疗方案设计。

17. 心脏病患者手术后何时开始恢复心脏用药？

心脏病患者在手术后需要根据具体情况恢复心脏用药。一般来说，手术后尽早开始使用抗血小板药物、抗凝药物等有助于预防血栓形成的药物，可以帮助降低手术风险和保护心脏功能。如果患者有高血压、心绞痛等心脏病症状，还需要根据具体情况调整用药，通常需要在术后24～48小时内开始恢复心脏用药。

但是需要注意的是，在使用这些药物时需要注意剂量和使用方法，以避免药物副作用和不必要的风险。因此，恢复心脏用药应该由专业医生根据患者的具体情况来制订个体化的方案，并在治疗过程中进行监测和调整。

18. 心脏病患者麻醉后可能出现什么心脏问题？

心脏病患者麻醉后可能出现以下心脏问题：

（1）心律失常。手术和麻醉会对患者心脏产生一定的刺激，可能导致心律失常，如心房颤动、心室颤动等。这些心律失常需要及时予以治疗，包括药物治疗、电复律等。

（2）血流动力学改变。麻醉药物和手术创伤会导致血流动力学改变，可能会导致血压升高或降低、心脏负荷增加或减少等。如果血流动力学改变过大，可能会对心脏产生不良影响，需要积极调节。

（3）缺氧。手术和麻醉可能会导致患者身体缺氧，这对心脏也是一种负担，可能会导致心肌缺血等问题。

（4）心肌损伤。手术和麻醉可能会对患者心肌产生损伤，尤其是心脏手术，需要注意术后心肌监测和治疗。

因此，对于心脏病患者的麻醉和手术需要有专业的麻醉医生和心脏专科医生的指导和监护，及时发现并处理术后可能出现的心脏问题。

19. 陈叔叔和王阿姨接受麻醉后，心脏病会恶化吗？

心脏病患者在麻醉后可能会出现心脏病恶化的情况，但这种情况并不常见。麻醉药物和手术操作可能会对患者心脏功能产生一定的影响，特别是在手术期间和麻醉恢复期间。因此，对于心脏病患者，术前必须进行全面的评估和准备，术中需要密切监测心脏功能，以及术后进行综合治疗和护理，以降低心脏病恶化的风险。

20. 心脏病患者手术后可能出现什么心脏问题？

心脏病患者手术后可能会出现以下心脏问题：

（1）心肌梗死。手术期间，心肌缺血、心肌供血不足或血管造成的损伤等因素都可能导致心肌梗死的发生。

（2）心律失常。手术期间，患者心脏受到外界刺激、药物或神经反射等因素影响，可能会导致心律失常的发生。

（3）心力衰竭。手术后，由于全身麻醉、低血容量等因素，使患者心脏负担加重，导致心力衰竭的发生。

（4）血压变化。手术期间，由于麻醉药物的影响，可能会引起患者血压的波动，导致心脏负担增加，甚至引起心脏功能不全。

因此，手术后心脏病患者需要严密监测，及时发现和处理心脏问题，避免心脏问题进一步恶化。

21. 如果陈叔叔或王阿姨手术后出现了心脏问题，医生会如何处理？

如果心脏病患者在手术后出现心脏问题，医生会立即采取行动以避免任何严重后果。具体措施包括：

（1）监测。医生将密切监测患者的心率、血压和氧气饱和度等生命体征。

（2）给氧。如果患者出现呼吸困难或低氧血症，医生会立即给予氧气。

（3）心脏药物。医生可能会给患者使用心脏药物来帮助调节心率和血压。

（4）心脏复苏。如果患者出现心脏停搏，医生会进行心肺复苏。

（5）再手术。如果必要，医生可能会决定进行再手术，以解决心脏问题。

总之，如果手术后出现心脏问题，医生将立即采取措施，最大限度地保护陈叔叔和王阿姨的生命与健康。

22. 陈叔叔和王阿姨手术后住重症监护病房会不会更合适？

作为心脏病患者，他们接受的手术类型和手术后的情况会影响他们是否需要进入重症监护病房（ICU）进行监测和治疗。通常情况下，需要进入 ICU 的心脏病患者包括：

（1）接受心脏手术的患者，如冠状动脉旁路移植手术（CABG）、心脏瓣膜置换手术等。

（2）心脏病严重的患者，如心肌梗死、心力衰竭等。

（3）年龄较大或有其他基础疾病的患者，如肺病、肾病等。

（4）手术前或术中有心律失常的患者。

在 ICU 中，医护人员可以对心脏病患者的生命体征、心脏功能、呼吸功能等进行更加全面和精细的监测，同时可以进行必要的治疗和干预，以确保患者的安全和良好恢复。

23. 陈叔叔和王阿姨患有心脏病，他们术后恢复是不是会比正常人慢？

相对于健康人，心脏病患者术后恢复可能会慢一些。这是因为手术和麻醉对其心脏的负担，以及可能需要进行心脏相关治疗（如心脏药物治疗、康复训练等）。但是，具体恢复情况也会受到患者的其他因素的影响，如年龄、手术类型、术前健康状况、手术并发症等。因此，术后恢复的具体情况需要结合个体情况综合考虑。同时，注意术后按照医嘱进行恢复和康复训练、加强营养、控制饮食、合理锻炼等，也是帮助心脏病患者尽快恢复的重要措施。

（刘家欣）

药物过敏史患者的麻醉

小王有药物过敏史，他最近要做手术了。

1. 小王：我之前有药物过敏，做手术的时候要注意些什么？

Dr李：由于存在术中常用的麻醉药物和常见过敏的药物、食物出现交叉过敏的情况。为保障手术中用药安全，如果您曾经有过药物或食物过敏史，那么在手术前应告知麻醉医生。使医生了解您具体是因何种食物或何种具体的药物成分导致了过敏，上一次发生过敏时出现什么样的症状，如皮疹、风团、黏膜水肿、呼吸困难或者严重时出现休克、意识丧失等，以便他们采取相应措施避免再次发生过敏反应或交叉过敏反应发生，制订最佳的麻醉方案。如果既往过敏反应严重，可考虑请变态反应科的医生参与诊治。

2. 小王：什么是药物过敏，有什么危害？

Dr李：药物过敏是指在使用药物后，患者出现过敏反应的一种严重的不良反应。过敏反应是机体对药物及其代谢产物产生免疫反应而引起的不良反应。药物过敏是一种临床上比较常见的过敏反应，可能会对患者的生命安全造成威胁。

药物过敏的概念包括以下几个方面：

（1）过敏原。引起过敏反应的麻醉药物及其代谢产物。

（2）过敏反应类型，包括Ⅰ型、Ⅱ型、Ⅲ型和Ⅳ型等不同类型的过敏反应。

（3）过敏反应的机制，包括免疫反应和非免疫反应两种机制。

（4）过敏反应的临床表现，包括轻微的皮疹、发热、血压下降、呼吸困难、心律失常甚至心搏骤停等。

（5）过敏反应的危害。麻醉药物过敏反应可能会导致心搏骤停、严重的呼吸困难、休克等危及生命的后果。

3. 小王：术中常见的麻醉药物一般和什么发生交叉过敏？

Dr 李：目前最常用的麻醉药物包括吸入麻醉药，如七氟烷和地氟烷。吸入麻醉药由于是以气体形式吸入体内产生麻醉作用，一般不发生过敏反应，也很少和其他药物发生交叉过敏。但如果既往对存在含氟药物过敏，术中应谨慎使用吸入麻醉药。常用的静脉麻醉药有丙泊酚、依托咪酯等。由于这两种药物都是脂肪乳剂，含有大豆油和卵磷脂，如之前存在对豆类食品和鸡蛋过敏的情况，术中很可能会对丙泊酚和依托咪酯交叉过敏。术中最易发生过敏的药物是肌肉松弛药，常用的有顺式阿曲库铵、罗库溴铵和维库溴铵等，但很少和其他药物发生交叉过敏。术中其次容易发生过敏反应的是乳胶，如接触乳胶手套或者相关的器械保护套，如以前存在橡胶过敏的情况，应术前及时告知麻醉医生。

4. 小王：麻醉药物过敏的发生率是多少，什么样的人容易发生麻醉药物过敏？

Dr 李：麻醉药物过敏是一种常见的不良反应，麻醉药物过敏的发生率一般为 0.2%～2%，但不同研究的结果差异较大，可能与患者人群、手术类型、麻醉药物种类和使用方法等因素有关。儿童和老年人发生麻醉药物过敏的风险较大。女性患者比男性患者更容易发生麻醉药物过敏。患有哮喘、过敏性鼻炎、食物过敏等过敏性疾病的患者，发生麻醉药物过敏的风险较高。不同种类的麻醉药物发生过敏的风险也不同，比如，传统的吗啡类药物和芬太尼类药物发生过敏的风险较低，而肌松剂、局部麻醉药物、全身麻醉药物（如丙泊酚）发生过敏的风险较高。遗传因素、环境因素、心理因素等也可能对麻醉药物过敏的发生产生一定的影响。

5. 小王：如术前患者存在明确的麻醉药物过敏，要再次接受手术，应该怎么办？

Dr 李：在手术前，既往如存在明确的麻醉药物过敏，应准确告知麻醉医生。根据这次手术的需要，一定要避免使用同样的药物。如既往对肌松药过敏，此次手术就需要选择局部麻醉或者椎管内麻醉，在不使用肌松药的情况下完成手术麻醉。

如此次手术不能避免使用同类药物，则可在麻醉科医生的监护下进行过敏试验，包括皮肤试验和血清学试验。皮肤试验是指将待测物质涂在皮肤上或在皮肤上进行点刺，通过观察皮肤的反应来判断患者是否对该物质过敏。血清学试验则是通过检测患者血液中的特异性 IgE 抗体水平来诊断过敏反应。过敏试验的结果应该在专业医生的指导下进行解读。

没有哪一种麻醉药是其他药物不能替代的，关键是要在用药之前诊断清楚每一种药物带来过敏的风险程度，尽量在二次过敏发生前降低发生此类事情的风险。

6. 如果术中发生过敏反应时会怎么样?

手术室内最容易发生过敏反应的药物或物质依次是肌肉松弛药、抗生素（如青霉素、头孢类药物）、乳胶、人工胶体（如明胶、支链淀粉等）、血液制品（血浆）、非甾体类抗炎药等。输血过敏反应在手术中也时有发生，有时会发生严重的后果。还有非在使用这些药物后如患者出现如皮肤瘙痒、荨麻疹、面部水肿、呼吸急促、气道痉挛、低血压甚至出现休克或心跳骤停时，应高度怀疑发生了术中过敏反应。这种情况下，麻醉医生会立即停止输注可疑的药物并给予紧急抗过敏及生命支持治疗。严重的过敏反应如过敏性休克需要立即抢救。皮肤过敏也不少见，有些人对胶布过敏，在贴胶布的皮肤出现红肿、瘙痒。

常见的治疗措施包括给予抗过敏药物（如抗组胺药、皮质激素、钙剂、肾上腺素等），增加输液量，建立更加完善而准确的血压、呼吸功能监测，维持患者呼吸及循环功能，必要时给予高浓度氧气吸入和机械通气等。如经过积极抗过敏治疗后症状不能缓解，应及时终止手术。

（熊　玮）

合并脑血管疾病的麻醉

> 小王在网上看到一则医疗纠纷，他和李医生比较熟了，所以来咨询。

1. **小王：**李医生，最近我在网上看到一则报道，"一位有高血压病的女性患者，在手术麻醉后的第二天中风了，出现了脑出血，处于植物状态，引发医疗纠纷"，你能给我们分析一下为什么会这样？怎样才能平安度过围手术期？

Dr 李：这个问题非常好！但是平安度过围手术期是多维度的，今天我只能从围手术期脑卒中的角度来介绍：其一，脑卒中发生、发展的原因；其二，患者如何预防脑卒中发作、如何识别发作、如何及时就医；其三，麻醉医生在围手术期会如何帮助患者做好术前准备、进行术中管理、帮助患者康复。

2. **小王：**非常期待，现在就开始吧！

Dr 李：首先，我们了解一下围手术期脑卒中的概念。围手术期脑卒中定义为在术中或术后 30 天内，发生的缺血性脑梗死或脑出血。脑卒中可能会导致严重的功能缺陷，而小的梗死灶可能没有临床表现（即隐匿性卒中）。短暂性脑缺血发作是指暂时的脑缺血，并未形成永久性梗死。脑卒中是一种急性脑血管疾病，临床上称之为"脑血管意外"，俗称"中风"，那么此时的脑血管究竟发生了什么问题呢？

脑血管就像水管一样，无非是裂了或堵了。正常情况下心脏把血液泵入脑动脉，脑动脉又逐渐变细，成为小动脉，最后变成很细的微血管及毛细血管。毛细血管壁很薄，氧气和营养物质可通过毛细血管进入脑细胞内。当血管突然破裂或阻塞时，血液不能持续不断地进入脑内，使血管远端的脑细胞没有了氧气及营养供给，这样一来脑细胞就会逐渐死亡，无法再行使其应有的功能，也就是不能再指挥人体活动、思维、说话等。这就是临床所谓的"脑卒中"。而血管突然破裂出血导致的卒中称为"出血性卒中"，又称为"颅内出血"，就是人们常说的"脑出血"或"脑溢血"。出血性卒中的原因多为高血压、颅内动脉瘤或血管畸形破裂引起。大脑细胞非常娇嫩，不要小看这一点点的出血，如果是脑干出血，仅仅5 mL也可能致命的。另外一种血管突然堵塞导致的卒中就是缺血性卒中，主要是由血管内脂肪淤积所致。脂肪淤积容易形成血栓阻塞，就像大家熟知的心梗，这就是为什么缺血性脑卒中也常被称为"脑梗"。颅内的血栓通常来自颈部动脉，也可来自心脏，房颤时易产生心房血栓。

3. 小王：你说了这么多，如果患者具备危险因素，又要做手术，危险吗？手术前才采取干预措施还来得及吗？

Dr李：你问到点子上了！这个就需要麻醉医生针对患者进行全面的术前评估和指导患者术前准备，同时制订个体化的麻醉方案来为患者保驾护航。

上面医疗纠纷的案例中，麻醉医生在术前评估时，首先，需要考虑到患者自身相关的危险因素，包括高龄、女性、高血压（＞160/90 mmHg）、糖尿病、脂代谢异常、脑卒中史、症状性颈动脉狭窄、短暂性脑缺血发作史、术前6个月内心肌梗死史、心房颤动、卵圆孔未闭、左心室收缩功能障碍（左心室射血分数＜40%）、心脏瓣膜病、肾功能不全（血浆肌酐＞2 mg/dL或＞177 μmol/L）、外周血管病、慢性阻塞性肺病、吸烟史。其中，高龄和脑血管病史是最常见和最易识别的危险因素。一般来说，高心血管风险患者也有高脑卒中风险。其次，需要考虑手术相关的危险因素，包括急诊手术、手术类型（心脏、大血管、腹部、骨科、移植手术）、长时间手术、心脏手术过程中心肺转流及主动脉阻断、在主动脉粥样硬化部位进行手术操作等。再次，要考虑麻醉管理的相关因素，包括麻醉方式、术中新发心房颤动、高血糖和低血压（血压下降幅度超过基线的30%）等。最后，术中低血压是围手术期脑卒中的重要因素之一，尤其对于脑卒中高危患者。

我们应尽可能将可控因素维持在适合患者的范围之内。建议术前血压理想目标应达到≤130/80 mmHg；积极控制血糖水平，同时也需要避免低血糖的发生，建议将血糖控制为 7.8 ~ 10.0 mmol/L，糖化血红蛋白控制低于 7%；维持血脂在正常范围，继续规律服用他汀类药物。持续性心房颤动患者，建议术前将静息心室率控制在低于 100 次/分；对脑卒中高风险不能耐受长期抗凝治疗的非瓣膜性心房颤动患者，推荐左心耳封堵术进行脑卒中的预防。颈动脉狭窄大于 50% 且出现相关症状的患者，建议进行术前血流重建；未能进行血流重建的患者，应充分评估围手术期脑卒中的风险，制订围手术期抗血小板和/或抗凝药物管理计划。既往有脑卒中史且合并卵圆孔未闭老年患者，建议由心脏科、神经内科及麻醉科共同商讨决定是否术前行卵圆孔介入封堵治疗以预防术后脑卒中。

4. 小王：医生，那究竟要准备多长时间才能做手术呢？

Dr 李：对于既往有脑卒中病史的患者，建议至少推迟手术 6 个月，最好推迟 9 个月。但是经常会有一些患者需要进行急诊手术或者限期手术，就需要进行综合评判，包括手术的紧急程度、患者全身组织器官的功能状态、抗凝药物的使用情况以及麻醉方式的选择，在能保证患者获益大于风险时尽快手术。

5. 小王：术前预防脑卒中，还需要服药准备吗？

Dr 李：这个需要具体问题具体分析。

（1）抗高血压药。钙通道阻滞剂对预后没有影响，如未使用不建议启用；α - 受体阻滞剂需继续使用；ACEI 和 ARB 类药物在围手术期可使低血压发生率增加，但不良后果没有明显增加，可使用至术前 24 小时并于术后 24 小时后重新开始。

（2）β - 受体阻滞剂。具有 β - 受体阻滞剂应用适应证患者，建议使用高 β1 选择性受体阻滞剂；长期服用 β - 受体阻滞剂的心脏高危患者应继续使用。

（3）他汀类药物。推荐患者术前继续服用他汀类药物，有助于降低心血管事件的发生率和死亡率。

（4）抗凝、抗血小板药。对于术前长期服用抗凝药物的患者，应根据手术部位、创伤大小、围手术期出血/血栓风险决定术前是否停用、停用种类、停用时间及替代方案，确保患者围手术期出血/血栓风险最小化。术后抗凝治疗什么时候重新启动呢？低出血风险的手术建议术后6～8小时，高出血风险的手术建议推迟到术后48小时再进行抗凝治疗。

6. 小王：医生，请问是选择全麻好还是半麻好？

Dr李：目前并无充分证据表明麻醉方式及麻醉药物的选择与围手术期脑卒中发生明显相关。应根据手术类型、手术时间长短，以及患者病情、凝血功能以及术前准备情况来权衡利弊，综合选择。

7. 小王：医生，手术中是不是麻醉医生给患者打一针就可以了？

Dr李：哈哈，这是大错特错！麻醉医生在手术过程中要全程守护患者，监测血压、心率、呼吸、体温、氧饱和度、二氧化碳分压、血气等，调控麻醉深度和生命功能。毫不夸张地讲，稍有不慎，万劫不复！

麻醉医生需要在术中将患者的血压维持在基础血压的90%～110%，对于脆弱脑功能的患者，血压需维持基线水平100%～120%。术中血糖应维持在7.2～10 mmol/L即可，避免因严格控制血糖而导致低血糖事件增加。术中血氧饱和度应大于94%，保证大脑充分的氧供，避免过度通气，维持正常的$PaCO_2$可进一步降低脑卒中的发生。维持体温在正常范围，维持较高的血红蛋白水平（HB≥90g/L）可以降低围手术期脑卒中发生的风险。

有条件的话，应使用更高级的神经监测手段，如脑电图、脑氧饱和度、经颅多普勒超声、诱发电位等，以提前发现和预防围手术期脑卒中高风险患者或高风险手术类型的脑缺血事件的发生，降低围手术期脑卒中发病风险。如果术中怀疑脑卒中发生，应尽快结束手术，立即送患者行CT或MRI检查，必要时加做脑血管造影，及早诊断、及早治疗。

患者平安渡过手术期后，其术后管理应继续维持术中的血压、血糖、血红蛋白、二氧化碳分压水平，避免剧烈波动，保障充分的脑血流及通气和氧合。平衡出血和血栓形成的动态变化，制订个体化的用药方案。

8. 小王：如果在家里或工作场所发现中风，具体该怎么做呢？

Dr 李：首先，要保证冷静，并仔细观察病情，同时做好以下步骤：

（1）将患者放置舒适的位置。

（2）尽量减少不必要的搬动。

（3）始终保持头部、身体之间的水平位置。

（4）解开患者衣领、领带，脱下袜子，解开腰带，摘掉假牙等。

（5）患者有呕吐时，则需要侧卧位，防止呕吐物导致窒息。侧卧位时，应将患者瘫痪侧肢体朝上。

（6）切记不能给患者喂水、喂食物。

随后，应立即拨打急救电话，详细说明病情，并选择恰当的医院诊治。

（1）拨打急救电话时，应详细说明患者的年龄、性别和以往病史及目前所观察到的症状。

（2）详细说明患者所在的地址及附近标志性建筑物，并派其他人接应救护人员到来。

（3）准备好住院治疗所需的证件及物品，如患者的身份证、医保卡及入院费用，以往就诊资料、病历、影像资料等。

（4）救护人员到场后应向医护人员详细说明患者的病情信息，并提议到就近具备急救及诊疗能力的医院救治。

9. 小王：患者治疗的过程是怎样的？能完全康复吗？

Dr 李：你问出了每一个患者及其家庭的心声。目前的治疗都是标准化流程、个体化方案。干预的措施包括静脉内重组组织型纤溶酶原激活物（rtPA）、动脉内 rtPA、机械取栓术和开颅减压术。各种选择的获益/风险比将取决于患者的状态、脑卒中的严重程度以及近期手术的位置和类型，需要综合考虑来做出治疗决策。

康复可能是一个艰难的过程，但医护人员和家人会帮助卒中人群渡过难关。脑卒中相关的运动症状和非运动症状包括：偏瘫、失语、吞咽困难、卒中相关前庭症状，卒中后情绪及精神症状，卒中相关认知障碍，卒中相关营养障碍，卒中相关睡眠障碍，卒中后疼痛，卒中相关呼吸循环症状，卒中相关皮肤病变等，这需要多学科联合诊治。其中，麻醉科和疼痛科可以帮助患者改善卒中相关前庭症状、睡眠障碍并缓解卒中后疼痛。

10. 小王：邻居大爷两年前曾经中风，现有偏瘫后遗症，不久前不慎摔倒致股骨颈骨折，请问他现在能做手术麻醉吗？

Dr 李：择期手术尽可能推迟至脑卒中发生 9 个月后。大爷现在已经中风两年了，坚持康复锻炼则可以手术麻醉。术前需要完善颈动脉造影、颅脑磁共振血管成像（MRA）、超声心动图检查，查找脑卒中的病因，治疗相关疾病，预防围手术期脑卒中的发生。根据前面所述，大爷应继续服药调控血压、血糖、血脂等达标；根据血栓栓塞和出血风险，在术前 2～3 天停用口服抗凝、抗血小板药物，并在术后 1～3 天恢复使用。谨慎评估大爷的心肺功能、吞咽功能、脊柱及周围组织。如无明显问题，可行全麻或椎管内麻醉，注意避免返流误吸。

（牛丽君）

肝炎患者的麻醉

1. 什么是肝炎？包含什么样的类型？

肝炎是指肝脏发生炎症的疾病。常见的肝炎有病毒性肝炎、药物性肝炎、酒精性肝炎等。其中，病毒性肝炎是最常见的一种，是由肝炎病毒引起，包括甲型、乙型、丙型、丁型、戊型、庚型等不同类型，这其中乙型肝炎最为常见。甲型和丁型肝炎病毒通常通过污染的食物或水传播，而乙型、丙型和戊型肝炎病毒主要通过血液和体液传播。

根据发病的时间和病程，可将肝炎分为急性和慢性两种类型：急性肝炎通常在感染后数周至数月内发生；而慢性肝炎可以持续数月至数年，甚至终身。

肝炎会导致肝细胞受损或坏死，严重时会引起肝硬化、肝癌等并发症。肝炎常见的临床症状包括乏力、食欲不振、恶心、呕吐、上腹痛、黄疸等。有些人可能无症状或仅有轻微症状，但有些人可能会出现严重的并发症，如肝硬化和肝癌等。

治疗肝炎的方法包括药物治疗、生物治疗、手术治疗和营养支持等。对于慢性肝炎患者，积极的治疗可以延缓疾病进展和减少并发症的风险。此外，需要注意保持良好的卫生习惯，避免接触肝炎患者的血液和体液，以及避免过度饮酒和使用药物等。

2. 什么是肝硬化？

肝硬化是一种肝脏疾病，其特征是肝脏组织受到长期损害和炎症反应的影响，正常肝细胞逐渐纤维化和被结缔组织代替，从而导致肝脏结构和功能的严重破坏。肝硬化是一种慢性进行性疾病，常常是由乙肝病毒感染、长期酗酒、脂肪肝等原因引起。

肝硬化的症状和体征多种多样，常见的包括黄疸、腹水、肝区疼痛、肝功能不全等。此外，肝硬化还会导致其他器官系统的病变和功能损害，如食管静脉曲张、脾功能亢进、肾功能异常、肝性脑病和低氧血症等。肝硬化属于严重疾病，如果不及时治疗，会导致严重的并发症和死亡。

3. 肝脏正常的生理功能是什么？

肝脏是人体消化系统中最大的器官，具有很多重要的生理功能。以下是肝脏的主要生理功能：

（1）代谢。肝脏是人体代谢的中心，能够代谢多种物质。①蛋白质代谢：肝脏能够分解蛋白质，将蛋白质转化为氨基酸和尿素，以维持正常的氮代谢。②糖代谢：肝脏能够将血液中的葡萄糖转化为糖原，当身体需要葡萄糖时，肝脏能够将糖原分解成葡萄糖，释放到血液中。③脂肪代谢：肝脏能够合成和分解脂肪，以维持体内脂肪代谢的平衡。肝脏还能够将血液中的脂肪酸转化为能量，供身体使用。④药物代谢：肝脏是体内药物代谢的主要场所。肝脏能够将口服的药物转化为活性物质，使其具有治疗作用，并能够将药物代谢产物分解并排出体外，以维持正常的药物代谢水平。⑤激素代谢：肝脏能够代谢身体内的激素，包括雌激素、睾酮、甲状腺素等，以维持体内激素水平的平衡。

（2）合成。肝脏具有合成、分解和转化多种生物分子的能力。①糖原合成：肝脏可以将血液中的葡萄糖转化为糖原并储存起来，以维持血糖的平衡。②蛋白质合成：肝脏能够合成多种蛋白质，包括白蛋白、凝血因子和免疫球蛋白等。③脂肪合成：肝脏可以合成和储存多种脂肪，包括三酰甘油和胆固醇等，同时也能够将脂肪酸转化为能量。④血红蛋白代谢：肝脏能够分解血红蛋白，将其中的铁元素释放出来储存或者用于合成其他蛋白质。⑤胆汁酸合成：肝脏合成胆汁酸，并将其分泌到肠道中帮助消化和吸收脂肪。

（3）储存。肝脏可以储存多种物质，如糖原、脂肪和维生素等。这些物质可以在需要时释放，保持人体能量平衡和代谢平衡。①糖原的储存：糖原是由肝脏和肌肉储存的多糖，它可以迅速分解为葡萄糖，以满足机体能量需求。肝脏中糖原的储存量约占全身总量的1/3，可以保证身体在低血糖的情况下仍有足够的能量。②维生素的储存：肝脏可以储存大量的维生素，如A、D、E、K等脂溶性维生素，以便在机体需要时释放。③矿物质的储存：肝脏可以储存铁、铜和锌等矿物质。这些物质储存在肝细胞内，可以在机体需要时释放。④血液的储存：肝脏可以储存大量的血液。当身体需要更多的血液时，肝脏会释放储存的血液进入循环系统，以维持血容量和血压。

（4）生物转化。肝脏的生物转化功能包括两个方面：内源性代谢产物的代谢和外源性毒素的代谢。①内源性代谢产物的代谢，包括血红蛋白分解产生的胆红素、氨基酸代谢产生的氨和芳香族氨基酸代谢产物等。这些代谢产物在肝细胞内经过一系列的化学反应，包括氧化、还原、羟化、甲基化等，最终转化为能够被排泄的代谢产物，如胆汁酸、尿素和甘氨酸等。②外源性毒素的代谢，包括药物、毒物和食品中的有害物质等。这些外源性毒素在经过口腔、胃肠道、肺等器官后，进入血液循环，被肝脏内的肝细胞摄取代谢。

（5）消化。肝脏通过胆汁的合成和分泌参与了脂肪的消化。胆汁中含有胆汁酸和胆固醇，它们可以促进脂肪的乳化和吸收，同时胆汁中的磷脂、胆碱等物质也有助于脂肪乳化。肝脏的胆管系统将胆汁储存在肝内，当胆囊受到食物的刺激时，胆囊就会收缩并释放胆汁进入十二指肠，从而促进脂肪的消化和吸收。肝脏还能分解和代谢一些营养素，如葡萄糖、氨基酸和脂肪酸等，从而为能量代谢提供支持。

4. 肝脏功能和麻醉手术之间有什么关系？

在麻醉手术过程中，肝脏是一个重要的器官，它不仅负责代谢麻醉药物，还参与了许多其他与麻醉有关的生理过程。

首先，肝脏是麻醉药物的主要代谢器官，几乎所有的麻醉药物都经过肝脏代谢。肝脏通过氧化、还原、羟化等化学反应将麻醉药物转化成代谢产物。这些代谢产物具有不同的药理学特性，有些具有毒性，有些则可以被排泄出体外。因此，肝脏功能不全的患者在麻醉过程中药物代谢可能会受到影响，导致药物的代谢和排泄受到影响，增加了药物的毒性和不良反应的风险。

其次，肝脏参与了血容量和血糖的调节。麻醉过程中，血容量和血糖的维持对于手术过程的顺利进行非常重要。肝脏可以通过合成和分解葡萄糖来调节血糖水平，还可以释放血容量调节因子来调节血容量。因此，肝脏功能不全的患者在麻醉过程中的血容量和血糖维持可能会受到影响，增加手术过程中的风险。

最后，肝脏还参与了凝血功能的调节。麻醉过程中，凝血功能的维持对于手术过程的安全非常重要。肝脏可以合成凝血因子和抗凝血因子来维持凝血功能的平衡。因此，肝脏功能不全的患者在麻醉过程中凝血功能的维持可能会受到影响，增加手术出血的风险。

5. 什么是肝功能不全，应该如何评价肝脏功能？

肝功能不全是指肝脏无法维持正常的代谢和排泄功能，导致体内代谢产物和毒素堆积，从而引发各种临床表现和症状。具体来说，上述的肝脏的代谢、合成、储存、解毒和消化功能受到影响。

（1）肝功能不全的症状包括：

①乏力、疲劳，由于肝脏对能量代谢的影响，患者可能会出现乏力、疲劳等症状。②消化系统症状：肝功能不全可引起胃肠道症状，如厌食、恶心、呕吐、腹胀、腹泻等。③皮肤黄疸：肝脏受损后，可能会导致胆红素代谢紊乱，从而导致黄疸。④腹水：肝功能不全时，肝脏不能有效合成蛋白质，导致血浆胶体渗透压下降，进而导致水分向组织间隙渗出，引起腹水。⑤出血倾向：肝功能不全时，凝血因子的合成减少，易出现出血倾向。⑥神经精神系统症状：肝功能不全时，毒素不能被有效代谢和排泄，可引起神经精神系统症状，如昏迷、嗜睡、认知障碍、行为异常等。⑦其他症状：肝区疼痛、肝大、肝功能异常导致的代谢紊乱等。需要注意的是，肝功能不全的症状可能轻重不一，甚至在早期可能没有症状，因此对于有肝病基础的患者，定期体检和监测肝功能十分重要。

（2）临床上评价肝功能可使用以下方法：

①临床观察：包括观察黄疸、皮肤瘙痒、腹水等症状。②实验室检查：常用的肝功能指标包括血清胆红素、转氨酶、白蛋白、凝血酶原时间等。③影像学检查：如 B 超、CT、MRI 等，可以观察肝脏大小、形态、结构等。④肝穿刺活检：通过对肝脏组织的病理学检查，可以评估肝细胞损伤、坏死和纤维化等情况。这是诊断肝病和评价肝功能的重要手段。

（3）还可以通过肝功能的评分来量化肝功能状态。目前常用的有

Child-Pugh 评分和 MELD 评分。

Child-Pugh 评分主要用于评估肝硬化患者的肝功能状况。它通过对黄疸、腹水、人血清白蛋白水平、INR（国际标准化比值）和肝性脑病五个指标进行评估并得出一个得分。每个指标都有相应的分值，总分为 5～15 分。评分越高，表示肝功能越差，预后越差。

MELD 评分（终末期肝病模型评分）是一种用于评估肝功能和疾病严重程度的计算方法，常用于决定肝移植的优先级。它基于患者的血清肌酐、总胆红素和 INR 的数值，通过公式来计算出 MELD 分数。MELD 分数越高，表示患者的肝功能越差，预后越差，需要更紧急的治疗。

6. 肝功能不全患者接受麻醉时应注意什么？

首先，需评估患者的肝功能状态。在选择麻醉方案和药物时，需要根据患者的肝功能状态进行评估。这可以通过血液检查和影像学检查进行评估，以及使用肝功能评分系统，如 Child-Pugh 评分或 MELD 评分系统进行评估。

其次，选择合适的麻醉药物。对于肝功能不全患者，应选择不影响肝功能、肝血流和药物代谢的麻醉药物。注意药物代谢和清除，肝功能不全患者的药物代谢和清除能力可能降低，因此，需要特别注意麻醉药物的使用和清除。

再者，监测肝功能和循环状态。肝功能不全患者可能存在循环系统和肝功能方面的问题，需要密切监测患者的生命体征和肝功能指标，包括血压、心率、呼吸、血液氧饱和度和凝血功能等。

最后，术后避免麻醉相关并发症。肝功能不全患者在接受麻醉时容易发生麻醉相关并发症，如低血压、心率变化、呼吸抑制、氧合不足、出血和感染等。因此需要采取措施避免并发症的发生，包括密切监测、积极处理和合理用药等。

（熊　玮）

肾功能不全患者的麻醉

1. 肾脏的生理功能有哪些?

肾脏是人体内非常重要的器官之一，它的生理功能主要包括以下几个方面：

（1）滤过功能。肾脏可以通过肾小球和肾小管对血液进行过滤，将体内废物、代谢产物和多余的水分排出体外，保持血液清洁。

（2）调节体液平衡。肾脏可以通过调节尿量和尿液浓度来控制体内的水分平衡，维持体内环境的稳定。

（3）调节电解质平衡。肾脏可以通过调节尿液中的钠、钾、钙、镁等离子的浓度来维持体内电解质的平衡。

（4）调节酸碱平衡。肾脏可以通过排泄多余的酸性代谢产物和重吸收碱性离子来维持体内酸碱平衡。

（5）合成和分泌激素。肾脏可以合成和分泌多种激素，如促红细胞生成素、醛固酮等，参与人体的代谢和调节。

（6）代谢和排泄药物。肾脏可以将体内的药物代谢并排泄出体外，维持药物在体内的平衡浓度，防止药物毒性积累。

（7）免疫调节。肾脏可以参与机体的免疫调节，产生和清除抗体、免疫复合物，保护人体免受感染和疾病的侵袭。

2. 什么是肾功能不全?

肾功能不全是指肾脏在排泄代谢产物、维持体液和电解质平衡等功能发生障碍的状态，血液中的废物和毒物不能被充分清除，出现水、电解质和酸碱平衡紊乱。肾功能不全可以分为急性肾功能不全和慢性肾功能不全两种类型，根据肾小球滤过率（GFR）来评估肾功能损害的程度。如果 GFR 低于 60 mL/（min·1.73 m^2），即认为肾功能不全已经发生。

肾功能不全包括急性肾损伤和慢性肾脏病：急性肾损伤是指肾脏在短时间内出现肾小球滤过率下降或肾小管功能障碍，导致肾功能突然恶化，常见原因包括肾血管阻塞、感染、药物中毒等；慢性肾脏病则是指肾脏在长时间内逐渐受损，逐渐失去功能，导致尿毒症等并发症的发生。

3. 什么原因导致肾功能不全？肾功能不全有什么表现？

导致肾功能不全的原因很多，常见的包括长期慢性肾脏疾病，如肾小球肾炎、肾盂肾炎、肾脏结石、高血压病、糖尿病、自身免疫性疾病、药物或毒物的损伤等。此外，一些急性疾病或外伤也可能引起肾功能不全，如严重感染、心肌梗死、中毒等。

肾功能不全的临床表现包括：体内废物、代谢产物排泄减少，导致尿量减少，甚至出现无尿；水分和钠离子不被充分排泄，导致体内水钠潴留，引起水肿、高血压等；肾脏无法正确排泄体内代谢产物和酸性物质，引起代谢性酸中毒。肾脏功能不全会影响红细胞生成素的产生，导致贫血；导致钙、磷等物质代谢异常，引起骨质疏松、骨折等；可能导致神经系统症状，如抽搐、智力障碍等。

肾功能不全的实验室检查主要包括血肌酐、血尿素氮和尿常规检查等。血肌酐和血尿素氮是评估肾功能的重要指标。一般情况下，肾脏正常的排泄功能可以将肌酐和尿素氮等代谢产物从血液中清除掉，因此血液中的肌酐和尿素氮水平会相应下降。而当肾功能出现问题时，肌酐和尿素氮等代谢产物就会在体内积累，导致血液中肌酐和尿素氮等指标的水平升高。尿常规检查可以检查尿液的颜色、气味、透明度等指标，同时还可以检测尿中的蛋白质、红细胞、白细胞等成分的水平，以评估肾脏的排泄功能和过滤功能。特别是尿液中的蛋白质，如果出现异常增高，则可能提示肾功能受损。

4. 肾功能不全患者接受麻醉和手术时有什么需要注意？

肾功能不全患者在接受麻醉和手术治疗时，发生并发症的风险要比普通患者显著增加。因此，在接受麻醉和手术前，肾功能不全患者应接受全面而细致的麻醉前评估，通过术前的身体情况优化，尽可能降低手术麻醉带来的风险。

对肾功能不全患者的麻醉前评估，有如下要点：

（1）患者是否有糖尿病、高血压病等疾病的病史，以及是否有过敏史、手术史等。

（2）评估患者的病情严重程度，包括：肾脏疾病的类型、病程，肾功能损害的程度，是否需要透析，透析频率和方式等。

（3）检测患者的肾功能指标，包括血肌酐、尿素氮、肾小球滤过率等。

（4）了解患者的药物治疗史，包括是否使用降压药、利尿剂等影响肾功能的药物，以及是否存在药物过敏史。

（5）评估患者的心血管功能，包括运动耐量、心率、血压、心电图和超声心动图等指标。

（6）评估患者的液体管理情况，包括水分摄入量、排尿量、透析脱水量等。

肾脏是清除麻醉药物的主要器官之一。肾功能不全会对麻醉药物的代谢、分布和排泄产生影响，导致药物的作用时间延长、药物浓度增高，增加患者出现不良反应的风险。一般来说，肾功能不全患者需要减少用药剂量、延长药物作用时间间隔，选择经肾排泄、代谢较少的麻醉药物等。因此，在肾功能不全患者接受麻醉时，应该选择对肾脏影响较小的麻醉药物。常用的麻醉药物中，丙泊酚、舒芬太尼、顺式阿曲库铵和七氟醚等对肾脏影响较小，因此适用于肾功能不全患者。

肾功能不全患者术中监测也是一项重点。由于肾功能不全患者术前长期存在高血压、贫血、血容量增加的情况，心脏负担很重，术中应重点对其循环功能进行监测，可做有创的血流动力学监测。由于患者术前常常有血钾增高的情况，长时间手术时，应该对患者血中电解质浓度进行监测，以避免高钾血症带来的危害；发现高血钾时，应及时进行降血钾处理。

由于全身麻醉的药物是作用于大脑，产生意识消失的作用。肾功能不全患者常常会出现脑功能方面的变化，主要是由于体内代谢产物（如尿素、肌酐等）在血液中积累过多导致的。这些代谢产物对神经系统有直接或间接的影响，包括抑制神经递质的合成和释放、损伤神经元、降低神经元的兴奋性等。脑功能的变化主要表现为认知和行为方面的异常，如注意力不集中、思维迟缓、嗜睡、意识障碍等。这些症状在麻醉和手术中可能会加重，需要特别注意。

5. 肾功能不全患者在术前应该透析吗？

肾功能不全患者在接受手术前是否需要透析，需要根据患者的具体情况来确定。如果患者日常需规律透析治疗，则可结合患者的透析安排，在其手术的前一天进行；如果患者的肾功能已经严重受损，血肌酐水平很高，或者伴有高血钾、代谢性酸中毒等严重症状，那么应该在术前甚至术中安排血液透析/血液置换治疗，以调节体内的电解质和酸碱平衡。

在术前评估时，麻醉医生会综合考虑患者的肾功能状况、手术类型和风险等因素，来判断是否需要进行透析治疗。如果需要透析治疗，通常会在术前进行透析，以保证患者手术时的稳定性和安全性。

透析治疗时，有时需使用抗凝剂，如肝素。肝素的作用时长一般是4小时，可将手术安排在透析应用肝素的4小时后，以减少手术中出血的风险。麻醉方式应选择全麻为主，以减少因为抗凝所带来的椎管内穿刺后椎管内出血的风险。

6. 为什么肾功能不全患者容易出现贫血？肾性贫血的患者接受麻醉和手术时应该注意些什么？

肾功能不全患者容易出现贫血，是因为其肾脏对红细胞生成的调节作用受到损害。肾脏分泌的一种名为促红细胞生成素（EPO）的激素对红细胞的生成起着重要作用。在肾功能不全的情况下，肾脏分泌 EPO 的能力减弱，导致红细胞生成减少，从而出现贫血的症状。此外，肾功能不全也会影响铁代谢和其他营养物质的吸收和利用，从而进一步加重贫血的程度。

对于接受手术的患者，建议血红蛋白水平在 70 g/L 以上。如果肾性贫血的患者血红蛋白水平低于 70 g/L，可在术前或术中进行同型红细胞输注，也可在术前进行铁剂和红细胞生成素的补充，术中有血液回收适应证的可进行血液回收治疗。如果长期心功能不良，可缓慢将血红蛋白水平提升至 100 g/L 左右，这样更为安全。

（熊　玮）

哮喘患者的麻醉

小王的朋友小林有支气管哮喘，他需要入院做一个输尿管结石的手术，小王和他找到李医生。

1. 小林：医生，我有哮喘发作病史，我在手术前要做什么准备？

Dr 李：如果是没有临床症状的轻度哮喘，手术前无须特别的检查，建议继续服用平常的药物。手术前要注意保暖。如果处于哮喘发作期，或者近期有感冒、咽喉红肿、咳嗽等症状，应该推迟手术，到呼吸科治疗，待哮喘得到控制、感冒症状消失再做择期手术。因为严重上呼吸道感染所致的支气管反应性增加，将持续 3～4 周。近期上呼吸道感染是围手术期支气管痉挛的主要诱发因素。

如果合并有慢性阻塞性肺疾病，手术前还需行呼吸功能检查，必要时行呼吸功能锻炼。

2. 小林：医生，我平时要喷沙丁胺醇吸入剂，我手术前需要继续用吗？

Dr 李：如果您平时在喷支气管扩张药物，比如沙丁胺醇的话，手术前是要继续用药的。吸入的激素类药物也要继续使用。您可在去手术室前按照平时的量喷沙丁胺醇，并且把喷雾剂一起带入手术室，告诉麻醉医生。这样如果您在手术中或手术后哮喘发作，麻醉医生会给您喷上这些喷雾剂，缓解支气管痉挛。

3. 小林：我在麻醉状态下不会说话，医生怎么发现我哮喘发作了？

Dr 李：如果是在气管插管机械通气的状态下，麻醉医生可以通过呼吸机显示的气道阻力升高、气道峰压升高、呼气末二氧化碳波形的改变、血氧饱和度下降等指标判断患者可能发生了支气管痉挛，也就是哮喘。然后用听诊器听双侧肺部，如果有哮鸣音或者干啰音就可以确认发生了哮喘。

如果是清醒的椎管内麻醉或神经阻滞麻醉，您如果胸闷、呼吸困难，咽喉痒，感觉哮喘发作，请直接告诉在床头一直关注您的麻醉医生。他们会给予相应的药物治疗，这些药物包括糖皮质激素、沙丁胺醇、氨茶碱、肾上腺素等。哮喘严重发作的话，也可能改成全麻，用麻醉机给予机械通气。

4. 小林：如果我在手术中发生了哮喘怎么办？

Dr 李：麻醉医生了解了您的哮喘病史后，会在麻醉时尽量选择相应的麻醉药物，避免诱发组胺释放。如果您在术中发生了哮喘，麻醉医生根据情况会给予以下药物治疗：给予激素（氢化可的松、甲基泼尼松龙）、麻醉剂（加大七氟烷、异氟烷等吸入麻醉剂的用量）、氨茶碱，向呼吸道喷支气管舒张剂。哮喘发作严重的话，麻醉医生将给予肾上腺素或者异丙肾上腺素，一般可以比较快缓解哮喘状况。如果哮喘比较严重，手术结束后可能会送患者进 ICU 继续观察治疗。除了给予药物治疗，麻醉医生还会在麻醉机通气时调整机器的参数，选择合适的通气潮气量、呼吸频率，降低气道峰压，促进二氧化碳排出，并且做动脉血气分析。严重支气管痉挛者可发生呼吸性酸中毒，医生会采取措施，维持患者的水、电解质与酸碱平衡。

(房洁渝 魏 明)

精神疾病患者的麻醉

小王的女朋友小美因为抑郁症住院了。医生说，小美要接受改良电休克治疗（modified electrocon-vulsive therapy，MECT）。小美有些忐忑，于是热心肠的小王义不容辞，赶忙来咨询李医生。

1. 小王：李医生，小美怎么了，什么患者需要接受这个治疗呀？

Dr 李：您平时要多关心您的女朋友呀，她的抑郁症比较严重了，需要住院接受规范的治疗，医生会在她住院期间实施 MECT。根据中国医师协会发布的《电休克治疗方法专家共识（2019 版）》，MECT 的适应证主要包括严重的自杀、自伤企图及自责、木僵、精神病性症状或特定疾病，如怀孕时发生的严重抑郁障碍等。对于一些药物治疗无效、效果不理想或不能耐受药物不良反应的精神障碍，如精神分裂症、躁狂发作、部分器质性精神障碍、焦虑障碍、焦虑色彩突出的强迫症、人格解体综合征、冲动行为突出的反社会人格障碍、顽固性疼痛，MECT 也可以作为首选或者联合治疗的手段。

MECT 对年龄无绝对限制，如患者一般状况好，年龄可放宽为 13～70 岁。MECT 没有绝对的禁忌证，但如果合并了颅高压、严重的心肝肾等系统性疾病、严重的营养不良、急性全身性感染性疾病、中度以上发热以及对药物过敏等情况，还是建议要慎重考虑的。

像小美这样的情况，平时有规律地服用抗抑郁的药物，但近期症状有加重，经过医生评估，就符合 MECT 的指征。

2. 小王：那这个 MECT 听起来有些可怕，是要把人电击到休克吗？太吓人了吧！

Dr 李：没那么夸张啦，您不用紧张。这是个正规有效的治疗手段。

顾名思义，MECT 是跟电刺激有关。在近代精神病学研究中，基于当时对癫痫和精神分裂症之间关系的理解，意大利医生 Ugo Cerletti 在 1938 年提出了用电源刺激诱导痉挛来治疗精神分裂症，这就是电休克治疗（electroconvulsive therapy，ECT）的开端。ECT 由于具有简单易行及疗效明显的特点，短时间内就在精神疾病治疗领域得到了广泛开展。虽然，由于早期 ECT 的一些固有缺点以及氯丙嗪等抗精神病药物的发现及应用，20 世纪 50 年代后，ECT 的研究和临床应用陷入了低潮。但随着对疾病和药物的研究和认识的深入，精神病学家们开始意识到药物疗效的局限性以及药物并发症的严重性。因此，ECT 重新得到重视，并在不断改良中站稳脚跟，成为现代精神疾病治疗手段的重要组成部分。

虽然精神病学家和电生理学家们经过近一个世纪的大量研究，迄今仍未完全阐明电刺激控制精神症状的机制，但治疗过程中通过电流诱导出脑电图有效的全脑痫波发放被认为是保证疗效的关键。电休克治疗也被称为"电抽搐治疗"，就是因为可以诱导出与癫痫发作类似的症状。这不是指把人电击到休克哦。你对这个治疗不用担心，一切都在医生的掌控范围之内，保证小美的安全！

3. 小王：那就好，听完您的解释，我们就没那么担心了！那为什么做这个治疗需要做麻醉呢？您刚才提到的 ECT 和 MECT 有什么区别？

Dr 李：您一下子就抓住了重点，刚想向您介绍这方面呢！刚才提到了 ECT 这种治疗方式是依靠电刺激来起作用的，治疗时会使患者的骨骼肌剧烈收缩和痉挛，造成组织损伤和功能障碍，容易导致骨折、心血管和脑血管意外。同时，又因为 ECT 是依靠电刺激诱发癫痫发作，清醒状态下会使患者非常痛苦和恐惧，造成主观感觉上的不良体验。这些缺点是导致传统的 ECT 没落的关键。而通过引入肌松和镇静药物，经改良后的无抽搐的电休克治疗，也就是我们所说的 MECT 应运而生。改良的重点在于使用肌松药物让患者骨骼肌松弛以及使用镇静药物提高患者的舒适性。由于这些药物的应用，必须要有专业的医务人员保障患者的呼吸、循环平稳及围手术期安全，因此，麻醉科医生开始参与到了 MECT 的治疗过程中。这就是小美为什么需要接受全麻的原因啦。

在目前临床广泛开展的 MECT 治疗过程中，患者处于安静入睡、肌肉松弛的状态，治疗结束当患者苏醒后也不会有对治疗过程的记忆和明显的肌肉酸痛乃至骨骼损伤等不良体验。与传统的 ECT 相比，MECT 具有安全性高、耐受性好、不良反应小等明显优势。

随着理念的更新和研究的深入，目前有专家提出了"再升级MECT"的概念，即选择作用时间更长、相对更安全的肌松药，在用麻醉机进行机械通气、用脑电双频指数（bispectral index，BIS）监测仪监测患者意识状态的情况下进行 MECT。再升级 MECT 的治疗成功率可达100％，安全性大幅提高，患者感觉更舒适。但基于设备和费用方面的考虑，再升级 MECT 更适合有特殊需求的患者。

4. 小王：原来是这样，那我们就放心啦。李医生，我还想问一下，做这个治疗前有什么注意事项吗？

Dr 李：首先，治疗前需要签署 MECT 和麻醉的同意书。精神科医生、麻醉科医生会跟患者和家属解释治疗的必要性与详细过程，尽量避免患者出现抵触、不配合的情况。由于患者需要使用镇静药和肌松药，术前的禁食禁饮要求与其他接受全麻的患者一样，即术前 2 小时前可以进不含酒精、含少许糖的液体，如清水、茶、咖啡、果汁等；成人和儿童术前 6 小时前可进易消化食物，如面包、牛奶等；术前 8 小时前可正常饮食。如果有任何胃肠活动紊乱，如胃肌轻瘫、胃肠道梗阻、胃食管反流、病态肥胖症等，术前仍需常规禁食禁饮 8 小时。患者需要卸妆，特别是指甲油，因为有可能会干扰血氧饱和度的监测；假牙、眼镜和首饰等也需要提前取下，防止损伤和误吸；同时，尽量在治疗前排空膀胱，避免憋尿。患者和家属要如实将既往病史及合并疾病与用药跟医生说明，如果正在使用利血平等药物的话，需要换药及延后再行治疗。

5. 小王：整个治疗过程是怎样的呢？治疗过程中需要患者做什么配合吗？

Dr 李：护士会在患者进入治疗室前进行常规打针，开放静脉通道，并使用东莨菪碱或者阿托品抑制腺体分泌。在患者进入诊疗室后，精神科医生设置 MECT 治疗仪的参数，给患者涂抹导电胶并将 MECT 电极贴紧患者的额部，随后让患者张口，置入口腔保护器用以保护牙齿。麻醉科医生则会给患者连接心电监测，并让患者通过面罩吸入高浓度的氧气，用以延长患者对缺氧的耐受时间。核对患者信息后，麻醉科医生通过静脉通路给患者注射镇静药物，常用的是依托咪酯或者丙泊酚，待患者意识消失后，注射肌松药物松弛骨骼肌，常用的是琥珀胆碱。一般几分钟后药物即可达到合适的血药浓度，患者进入意识消失、自主呼吸停止、全身肌肉松弛的状态。此时，精神科医生按下治疗键，MECT治疗仪会给予患者电刺激并记录脑电图。待脑电图提示癫痫样发作停止后，麻醉科医生继续通过呼吸球囊或麻醉机辅助面罩通气直到患者自主呼吸恢复，这个过程需要几分钟到十几分钟的时间。一般来说治疗后需观察至少30分钟，待患者意识清醒、自主呼吸平顺、生命体征平稳后，即可返回病房。

总的来讲，患者除了尽量克服紧张的情绪，躺在治疗床上，配合医生连接电极和导线，张口轻轻咬住口腔保护器，只需要安静地睡一觉就可以啦。

6. 小王：那治疗结束后呢？有什么要注意的吗？

Dr 李：患者在治疗结束返回病房时，已经达到了意识和自主呼吸恢复的状态，但有部分患者这时候还是会觉得有些困倦，或者处于外人眼中的"懵懵的"状态。对这种情况，患者及家属不用紧张，病房的医生和护士会继续监测患者的血氧饱和度等生命体征，患者安静地休息一会儿就好啦。患者完全清醒后，可以恢复饮水和进食，注意避免呛咳。治疗后常见的并发症有头痛、恶心呕吐、轻度焦虑、轻度发热以及可逆性的记忆减退，大多数症状较轻微，必要时可对症处理。

很多人都会担心患者做完治疗后会"变笨"。严重抑郁状态本身就会对认知功能有影响，抑郁状态经治疗后认知可以得以改善。MECT相关的认知损害主要在治疗后几天内出现。多数患者在治疗两周后恢复，也有少部分在治疗后两个月内恢复。

7. 小王：小美需要接受多少次治疗呢，会复发吗？

Dr 李：目前，MECT治疗次数和频度尚无统一标准，医生会根据病情轻重和治疗效果等情况指定个体化的治疗方案，一般来说，每个疗程 8～12 次，频率为隔日一次。如果超过 1 个疗程未达到治疗平台期（即没有进一步改善），则不建议继续。MECT 的有效率大于 80%，对有抑郁情绪的患者有效率更高；对药物治疗疗效差者，有效率降低；对抗抑郁药无效者，有效率为 50%～60%。MECT 后，早期坚持合用抗抑郁药，患者抑郁症的复发率可下降至 14%。因此，以后小美也要继续坚持治疗哦。

8. 小王：那术后有什么需要注意的吗？

Dr 李：手术后，一方面是要考虑手术对患者精神疾病本身的影响，例如有可能出现原有病情加重或新发症状的情况，需由精神科医生会诊评估并调整相应的药物。另一方面是要注意药物的相互作用，避免手术后出现不良反应或并发症。

医生不仅需要在患者接受麻醉前注意细致、全面地评估和处理，在术后康复期间，也要注意观察患者的精神状态和麻醉药物产生的影响，及时进行调整和干预，以减少各种风险和不良影响。对患者而言，需要持续关注自身情绪变化，在发现任何异常情况时及时向医生和家人求助。对家属而言，需要做到与患者和医生保持良好的沟通，互相提供相关医疗信息，建立信任关系，这是非常必要的，也有助于减轻患者的焦虑和不安情绪。

9. 小王：如果小美患的不是抑郁症，是别的精神疾病，那这些注意事项也是一样的吗？

Dr 李：原则上说，大致相同。对于合并精神疾病的患者，医生对病史的了解、药物的使用、心理和生理状况的评估、与患者和家属的沟通，是术前评估和制订围手术期治疗方案的核心部分。患者和家属不要对手术和麻醉产生畏惧或抗拒情绪，与医生进行良好和充分的沟通，配合医生进行治疗，就能最大限度地降低手术的风险。

（朱　毅）

麻醉并发症

小张的奶奶小腿骨折，需进行手术治疗，准备今日手术。

1. 小张：医生，奶奶的手术您建议用什么麻醉方法？会有什么不良反应吗？

Dr 李：理论上，椎管内麻醉、全麻、神经阻滞麻醉这些麻醉方式都可以满足手术要求，但在满足手术要求和保证患者安全的基础上，我们原则上会选择并发症最少的麻醉方式。根据奶奶的全身情况，我们建议选用椎管内麻醉。

椎管内麻醉分为蛛网膜下腔阻滞和硬膜外阻滞。两者的区别主要是麻醉间隙不同，可以单独应用，也可以联合应用。我们选择联合应用，又称"腰硬联合麻醉"。

2. 小张：椎管内麻醉有什么并发症？

Dr 李：椎管内麻醉并发症有如下八类。

（1）比较常见的并发症是头痛，平均发生率约为13%。主要是由于脑脊液经穿刺孔漏出导致颅内压降低和颅内血管扩张，一般在麻醉后6～12小时内发生，也可能出现在术后1～3天。具体表现为患者起床时突然感到头晕、头痛，头痛以颈部和顶部居多，坐起或站立时加重，卧倒时减轻。大多数人头痛会在4天后消失。如果出现头痛，应先保持平卧位或头低位，及时告知管床医生，请麻醉科会诊。

（2）尿潴留发生的可能性也比较大，因为蛛网膜下腔麻醉同时会阻滞患者控制膀胱的神经，导致其排尿困难，膀胱过度充盈。手术后要观察其尿量，如果出现这种情况，应告知医生护士，先采用按摩等方法，必要时需要放置导尿管排出尿液。

（3）局麻药中毒反应的出现概率很低。它主要表现为中枢神经系统毒性和心血管系统毒性：中枢神经系统毒性具体表现为早期头晕、耳鸣、目眩、口舌麻木，进一步发展为肌肉抽搐、意识消失、惊厥、深度昏迷；心血管系统毒性表现为难治性心律失常、外周血管阻力下降、循环衰竭。一旦出现应立即停止给药，保持呼吸道通畅，给予血管活性药物，使用电复律、抗心律失常药物、20%脂肪乳剂等治疗心律失常。

（4）感染。椎管内麻醉有可能引起操作部位感染、硬膜外脓肿甚至是感染性脑脊膜炎。因此，打麻醉针的穿刺点附近不能有皮肤的感染。医生也会注意无菌操作。

（5）神经根损伤。其主要原因为穿刺损伤。由于椎管内麻醉是一种盲探性操作，是经过皮肤、根据骨性标志进行操作的。通俗地说，它是通过骨头缝隙把针打到脊柱的椎管内，所以并不能直接看到神经。部分人因肥胖、年龄大导致骨头间隙变窄，使得穿刺困难，并且部分人有解剖变异，所以操作时穿刺针有可能扎到神经（表现为触电感或痛感以及感觉减退或消失）。典型伴发症状为脑脊液冲击征，即咳嗽、喷嚏或用力憋气时疼痛或麻木加重。疼痛以损伤后 3 天内最重，后面逐渐减轻，两周内多数患者症状缓解或消失。麻木可能需要数月恢复。绝大部分人经过治疗能够痊愈。

（6）脊髓损伤。脊髓损伤有轻有重，若导管进入脊髓或局麻药注入脊髓可造成严重损伤，患者立即感到剧痛，伴有一过性意识障碍。严重损害造成的截瘫预后不良。

（7）马尾综合征。其原因主要为局麻药的组织毒性及穿刺损伤，表现为脊麻后下肢感觉和运动长时间不恢复、大便失禁及尿道括约肌麻痹，恢复缓慢。

（8）全脊髓麻醉。其发生率为 0.24%，是一种罕见的危及生命的并发症。它是由于硬膜外阻滞穿刺针或导管突破硬膜，超过脊麻用药量数倍的局麻药注入蛛网膜下隙所致。穿刺突破硬膜主要发生在多次接受硬膜外阻滞、脊柱畸形、脊柱不易弯曲、韧带钙化的患者，表现为呼吸停止、血压下降、意识丧失，所有脊神经支配区域痛觉消失。这种情况需要及时抢救。

3．小张：为什么隔壁老爷爷也是腿骨折，用了全麻？

Dr 李：对合并有以下情况的患者我们是不给予椎管内麻醉的：

（1）患有中枢神经系统疾病，特别是脊髓及脊神经根病变。这类患者若接受麻醉可能会引起长期麻痹，是绝对禁忌证。

（2）有全身性严重感染。感染者穿刺时可能将致病菌带入蛛网膜下隙，引起急性脑脊膜炎。

（3）严重高血压病未治疗。椎管内麻醉会阻滞患者交感神经节前纤维，导致其下肢小静脉和小动脉扩张，回心血量减少，心输出量降低，导致低血压。高血压病患者更易产生严重低血压表现，因此当患者收缩压大于 160 mmHg、舒张压大于 110 mmHg，应慎用或不用椎管内麻醉（脊麻）。

（4）脊柱外伤或畸形。这类患者实施椎管内麻醉的穿刺困难，应禁用。

（5）严重腰背疼痛。

（6）不能配合操作。如精神病患者、小儿等。

合并上述情况的患者应做全麻。

> 小李爷爷经检查发现患有结肠癌，需在全麻下行腹腔镜结肠癌根治术。准备明日手术，Dr 李与家属签麻醉同意书。

4．小李：全麻有什么风险吗？

Dr 李：全麻分为诱导期、维持期和恢复期三个阶段，整个过程都有可能发生麻醉并发症。

在麻醉诱导期发生的常见并发症有：

（1）牙齿和口腔软组织的损伤。全麻时，麻醉医生需要借助喉镜进行气管插管，帮助患者连接呼吸机进行呼吸。而喉镜可以引起所有接触部位软组织的损伤。如果患有牙齿或牙周疾病，还可能会损伤牙齿。经鼻插管时，鼻黏膜血管丰富，即使使用血管收缩剂、导管润滑剂，仍有可能导致鼻出血。因此，如果患者服用抗凝血药物或存在凝血功能方面的疾病，一定要提前告知麻醉医生，禁用经鼻气管插管。

（2）返流误吸。麻醉后咽喉反射消失、禁食时间不够的患者，胃内存在许多未排空的食物，这些胃内容物因受到重力作用或腹内压增高，易逆流进入咽喉或气管内，可直接造成窒息，并且强酸性胃内容物进入肺内会引起严重的化学性肺炎。因此，择期手术一定要保证禁食 6 小时以上、禁水 2 小时以上。未禁食的急诊手术患者采用快速顺序诱导或清醒气管插管可大大减少返流误吸的发生率。

（3）高血压和心律失常。喉镜置入、气管插管及导管套囊充气时都有可能发生一过性的高血压，尤其是喉镜挑起患者会厌暴露声门时，常伴有窦性心动过速，致其心肌耗氧量增加。冠心病患者常因此造成心肌缺血。这时通常在咽喉部追加表面麻醉或加深麻醉深度可减轻气管插管时的心血管反应。

（4）颅内压升高。置入喉镜和气管插管操作会引起颅内压升高，对于颅内压正常的患者影响不大，但对于有颅内肿瘤的患者，其本身颅内压很高，插管操作使颅内压进一步升高，可能会引发脑疝。因此，麻醉前，患者应及时告知麻醉医生有无颅内压升高疾病，诱导时采取过度通气等方式避免脑疝的发生。

（5）气道痉挛。近期有呼吸道感染或哮喘的患者，其气道反应性增高，麻醉药物可能引起气道分泌物增多，进一步增加气道敏感性，容易发生气道痉挛。因此，择期手术患者应在呼吸道疾病痊愈2～4周后再进行手术。急诊手术应充分进行术前评估和准备，加强抗感染治疗，降低气道痉挛的风险。

麻醉维持期间的并发症有：

（1）过敏反应。术中输血、输液以及药物使用均可能引起过敏反应，严重时可导致休克，进而引起心律失常或心搏骤停，需要紧急抢救。麻醉前，患者应及时告知麻醉医生有无过敏的食物、药物，做好术前准备，减少过敏反应的发生。

（2）低血压。大多麻醉药物都会引起血管扩张、心率减慢，进而导致低血压。通过补液和给予小剂量血管收缩药物可纠正低血压。此外，术前禁食时间长、术中出血、过敏、心肌缺血、心律失常、心梗等都会引起术中低血压。

（3）低氧血症。患者本身存在慢性阻塞性肺疾病、肺结核等肺部疾病以及手术期间出现气胸、肺不张、肺梗等情况，可能引起低氧血症。

（4）肺栓塞。既往有血栓形成病史、吸烟、重度肥胖、患有恶性肿瘤、凝血机制异常的患者血栓形成的风险增加。肺栓塞会导致严重的低氧血症及心律失常，需要紧急处理以降低术中死亡的风险。

（5）心梗。冠心病存在不稳定性心绞痛的患者，近期有发作、心电图有明显的心肌缺血表现，术中麻醉风险将大大增加。有研究表明其围手术期心梗发生率为26%。

（6）术中低体温。麻醉药物会引起患者血管扩张，热量散失；手术间温度常在 18 ~ 23 ℃，患者暴露于手术室也会引起体温下降；此外，术中内脏长时间暴露于室温、冲洗腹腔、静脉快速输入液体均能使体温明显下降。通常术中会采用液体加温、暖风加温及电热毯加温等为患者保温。

麻醉恢复期间的并发症有：

（1）术后恶心呕吐。术后恶心呕吐是最常见的术后并发症，一直是麻醉医生关注的焦点。其发生率为20% ~ 30%，女性、有晕动症、不吸烟、接受腹腔镜手术的高危患者发生率可达70%。有高危因素的患者应告知麻醉医生，及时预防和处理。

（2）疼痛。它最常见的不适主诉，与手术创伤大小以及术中镇痛药物剂量有关。

（3）苏醒延迟。患者在术后超过120分钟仍没有恢复意识视为苏醒延迟。患者术前情况（患者高龄、有某些基础疾病等）、肝肾功能障碍及接受颅脑手术均可能引起苏醒延迟。

（4）呼吸道梗阻。气管内和气管外多种因素均可导致呼吸道梗阻，如气道水肿、痉挛、狭窄，气道分泌物堵塞导管等。

（5）喉痉挛。喉痉挛指声带突然痉挛导致声门完全关闭。通常由于浅麻醉时的气道操作引起，拔管时最易发生。

（6）躁动。躁动指患者在麻醉苏醒时出现的兴奋和躁动表现，表现为一过性，持续时间较短，可以通过镇静、镇痛进行治疗。

（7）谵妄。它是一种认知的急性改变或意识混乱。具体表现为急性出现、思维紊乱、注意力不集中，多发生于术后 24～72 小时，以老年人多见。

（张旺之　孟维维）

心肺脑复苏与麻醉

1. 什么是心肺脑复苏？

正常人体通过心脏搏动驱动血液循环（包括体循环和肺循环），和呼吸运动一起，给全身的组织器官提供氧气，同时排出二氧化碳。身体所有的生理活动都依赖于氧气，如果发生心搏骤停，机体的供氧系统发生障碍，即出现缺氧。长时间的缺氧会给全身的细胞带来不可逆损伤，如果不及时处理，短时间内会出现死亡。心肺脑复苏（CPR）是在心脏停搏或呼吸停止的情况下，通过一系列快速且有效的步骤来维持血液循环和氧气供应，以保持大脑和其他器官的功能，同时尽可能地减少损伤和死亡风险。这些急救措施包括心肺复苏、人工呼吸、电除颤和药物治疗等。在心搏和呼吸停止的情况下，每分钟对于可能即将逝去的生命都非常宝贵，因此CPR是一项极其重要的急救技能。通过规范和专业的培训，即使是普通人也可以掌握这项技能。如果您身边出现有人心搏或呼吸骤停时，在专业的急救、医护人员赶来之前，尽快对患者实施CPR，可把握"黄金时间"，及时挽救其生命。

2. 为什么麻醉科医生是心肺脑复苏的专家？

追溯心肺脑复苏的历史，在18世纪末，当时人们已经开始使用人工呼吸法来挽救昏迷和溺水的患者。然而，直到20世纪60年代，心肺脑复苏才成为一个标准的医疗程序，也就是通过胸外心脏按压和人工呼吸来恢复心肺功能。

1955年，我国天津医学院附属医院麻醉科的王源昶教授在实施硬膜外麻醉时，患者出现心搏骤停，他首次采用了胸外心脏按压的方法进行抢救，并于1957年在《中华外科杂志》上发表《硬脊膜外阻滞麻醉之意外及其处理》一文，详细描述了胸外心脏按压进行心肺复苏的具体方法，在世界上首先报道了利用胸外心脏按压进行心肺复苏成功的病例。这在心肺复苏术领域是具有里程碑意义的发明，王源昶教授也因此被誉为"世界心肺脑复苏第一人"。1958 年，奥地利麻醉科医生 Peter Safar 和美国医生 James Elam 也提出了胸外心脏按压用于心肺脑复苏的方法，即通过对胸部施加压力来模拟心脏的搏动，以帮助患者恢复心肺功能。此后，更多的科学家也开始研究如何使用电击来治疗心搏骤停。

1966 年，美国心脏协会开始推广和普及 CPR，该协会首次发布了 CPR 指南，以帮助、教育医务人员和公众了解掌握使用这种技术。1972 年，美国心脏协会进一步推出了"ABCDE"的救治流程，也就是"通气、呼吸、循环、缺氧和药物"，以帮助医务人员更好地识别和处理心肺脑复苏的情况。此后，CPR 指南及其技术不断地得到改进和完善，例如推出了自动体外除颤器（AED）来辅助电击治疗，也开发出更多的药物和其他技术支持心肺脑复苏。这些进步大大提高了心搏骤停患者的生存率和复苏质量。

目前通用的胸外按压用于心肺脑复苏的方法是由麻醉科医生首创的。患者在接受麻醉和手术时，麻醉科医生负责监测术中患者的生命体征，可第一时间发现患者心律和呼吸的异常。通过及时响应并对患者进行监测下最为快速的抢救，由麻醉科医生主导的心肺脑复苏的成功率往往非常高。麻醉科医生自然也就是心肺脑复苏的专家。

3. 心搏、呼吸骤停都有哪些常见的原因？为何被称为"心肺脑复苏"？

心搏、呼吸骤停往往是各种疾病或创伤导致死亡的直接原因。心搏、呼吸骤停的原因可以大致分为两大类，包括与心脏相关的和与心脏不相关的。与心脏有关的最常见原因是冠心病，由于冠状动脉狭窄或阻塞导致心肌缺血和心肌梗死，从而出现心搏骤停；其次有心肌炎、心肌病，是心肌结构和功能异常的疾病，可导致心律失常和心衰，最终导致心搏骤停；此外，还有心律失常，如室性心动过速、心房颤动或心室颤动等，心脏的节律异常会导致心脏泵血不足，最终导致心搏骤停。与心脏不相关的常见原因包括中毒、触电、溺水、外伤、呼吸道梗阻、哮喘发作、电解质紊乱等。

之所以叫"心肺脑复苏"，是因为脑复苏是关键，是重中之重。大脑是身体最重要的器官，它需要持续的氧和营养物质来维持功能。在心搏骤停时，由于血液循环停止，大脑无法获得氧和营养物质，从而导致脑细胞在血流中断的 6 分钟后开始死亡。因此，重启血液循环和氧供应非常重要，以保护大脑细胞免受进一步损伤。心搏骤停后的 6 分钟也被称为"黄金 6 分钟"。心肺复苏过程中，人工呼吸和胸外按压恢复了血液循环和氧供应，使得脑部的细胞得以存活，并减少脑损伤的程度。

4. 规范的心肺脑复苏流程包含什么内容？

规范的心肺脑复苏通常包括基础生命支持、高级生命支持和心搏骤停后重症监测治疗三个环节。但实际操作起来，这三个环节往往并不是严格按照先后顺序进行，而是以快速恢复患者的自主循环和呼吸为目的，可同时进行。

心肺脑复苏常见的流程主要包括：

（1）呼叫急救。在发现患者心搏骤停的情况下，立即呼叫急救。

（2）检查环境安全性。确保没有危险或风险，如电击或火灾等。检查患者是否有意识和反应。如果没有，需要立即开始心肺复苏。

（3）拨打急救电话。同时通知医生或医院，向他们介绍关于患者的情况，方便医护人员考虑采用何种急救措施。

（4）开始胸外按压。使用正确的手法，按照一定的节奏进行胸外按压，以维持患者的血液循环。在这个过程中，应该保持患者头部处于正常位置，让患者的气道保持开放。

（5）人工呼吸。通过口对口或口对鼻的方式，为患者提供氧气。如果有专业人士在场，可进行气管内插管，这样供氧的效率更高。

（6）心电监护。在必要的情况下，通过电极和心电监护仪来监测和评估患者的心律和心脏功能。如果可以，使用自动体外除颤器（AED），跟随设备上的语音指令在识别心律失常，如室颤的同时进行电击除颤。

（7）继续 CPR 和人工呼吸。在紧急医疗人员到达之前，持续进行 CPR 和人工呼吸。

（8）药物治疗。当专业的急救医护人员到达后，根据患者的情况，可以通过药物来维持心律和血压。

（9）院内转运。转运至医院内，进行后续治疗。

5. 如果突然发现有人倒地，应如何评估？是否要开始进行心肺脑复苏呢？

如果发生身边突然有人倒地，无反应时，这个人很有可能出现了心搏、呼吸骤停，需要急救。首先，应评估环境是否安全，如在嘈杂的马路上，可能需要请过往的人们一起，创造一个安全的急救环境。切勿轻易搬动患者，以免造成二次损伤。其次，判断意识状态，轻轻摇动或拍患者的肩膀，凑到耳边大声呼喊。如果患者没有反应，则可能意识丧失，应立即呼叫急救，告诉急救人员患者的情况、位置和症状等信息。然后，检查呼吸，在保护患者颈部的情况下，将自己的耳朵放在患者口鼻处，观察是否有自主呼吸。接着，检查循环，在大动脉处（如颈动脉、腹股沟处的股动脉）检查患者的脉搏，如果没有脉搏，可初步诊断为心搏、呼吸骤停，应立即开始心肺复苏。最后，按照心肺复苏的步骤进行急救，包括进行胸外心脏按压和人工呼吸等措施。

总之，评估患者的意识状态、呼吸和循环情况，如果发现患者没有意识、没有呼吸或没有脉搏，应立即进行心肺复苏。及时的心肺复苏可以为患者恢复生命提供宝贵的时间。

6. 如何规范地实施胸外心脏按压？

首先应将患者摆放为复苏体位：将患者仰卧平放在硬板床或硬的水泥地面上，暴露胸部，并检查颈部的衣领，如有无束缚气道或影响呼吸的物品，应予以去除。确认按压的位置和使用正确按压手法：将一只手叠放在另一只手上，手掌平放于患者胸部，手指并拢，压迫时不可使用拇指；手肘应保持伸直，手掌在应保持与胸壁接触并垂直下压，按压点位于胸骨下 1/3 处（或者两乳头连线与胸骨的交点）。按压时，应有规律，用力均匀，按压节律为 100～120 次/分，下压深度为 5～6 厘米，每次压迫后手臂完全伸直，让胸部彻底回弹。如按压时，另外一位救护者能触及颈动脉的搏动，说明此时按压部位和按压深度都是理想的。在每 30 次按压后，进行 2 次人工呼吸，即进行口对口或口对鼻的通气操作。在进行人工呼吸之前，应确保气道是开放的，口鼻处无呕吐物或堵塞气道的东西，如有，应予以清除。在 30：2 的胸外按压和人工呼吸的节律进行 5 个循环后，检查一次生命体征，包括颈动脉搏动和自主呼吸是否恢复，每次检查的时间不应超过 10 秒钟。如有监护仪或 AED 设备，可监测到此时患者的心电情况。如附近有 AED 设备，应积极使用 AED 设备进行心律识别和电击除颤，这可大大提高心肺复苏效果。

按照此方法持续进行心肺复苏直到救护人员到达现场进一步接管患者。

7. 如何清理和开放气道，正确进行人工呼吸？

当患者神志消失时，可类比于夜间深睡眠时，出现舌根后坠堵塞上气道。如胃内的胃液或未消化的食物较多，可反流至咽部进一步梗阻气道。如患者有假牙或松动的牙齿，在进行人工呼吸时可能造成脱落而堵塞气道。因此，虽然心肺脑复苏需要分秒必争，但清理呼吸道应放在首要位置，只有清理干净上气道，才能确保人工呼吸的顺利实施。

可将头部后仰并偏向一侧，呕吐物或分泌物可流出口外；如口中有固体异物，可在直视下用手指抠出。如现场有吸引装置，可用负压吸引装置彻底清理呼吸道。

开放气道有以下几种方法：

（1）仰头抬颏法。用手指抬起受助者的下颚，使口腔向上抬起，同时将头向后仰，可以开放气道。

（2）头后仰法。将手掌放在受助者的额头上，将头向后仰，使口腔向上抬起，可以开放气道。

（3）侧头仰法。将受助者的头轻轻向一侧倾斜，可以防止舌头堵塞气道。

（4）气管插管。在专业医护人员的指导下，可以通过气管插管的方式开放气道。

8. 什么是电击除颤，什么是 AED？如何使用？

由于各种原因导致的心室颤动是一种致死性的心律失常。心室颤动时，患者心脏快速而不规则的跳动，心脏完全失去了泵血功能，很快就会造成心搏骤停和死亡。电击除颤是一种应用电能进行心脏复苏的方法，常用于室颤和心室扑动的患者。

电击除颤通过应用一定强度的电能，使心脏的细胞同时"充电"，然后在一个合适的时间点"释放"电能，以恢复正常的心脏节律。这样可以通过重新同步心脏的节律，使心脏恢复到正常的跳动状态，进而恢复正常的血流和心脏功能，可快速有效地恢复正常心脏节律。

电击除颤是心肺复苏的重要组成部分，通常只有经过专业训练和执业资格认证的人员才能进行。目前常用的设备是除颤仪，这需要经过专业培训的非医护人员或者专业的急救医护人员来使用。通常专业的电除颤仪的使用包含以下几个流程：

（1）确认除颤适应证。电击除颤只适用于室性心动过速和心室颤动等有脉搏的严重心律失常。

（2）准备好除颤器。除颤器是用于发出电击的设备，需要连接电源，并连接好电极贴片。通常电极片贴在患者的右肩和心尖部。

（3）根据患者体重和情况设定适当的电击能量。成人的除颤电能为双向波 200 焦耳；儿童首次除颤的能量为 2 焦耳/千克，若无效时可加大至 4 焦耳/千克。

（4）在电除颤前后，可能需配合药物治疗，例如给予肾上腺素和胺碘酮等药物。

（5）确认治疗时机。确保患者在治疗前已经确认处于心搏骤停状态，即存在心室颤动；如心电信号已呈一条直线，则无电击除颤的必要。

（6）发出电击。操作者应站在远离床边的位置，按下除颤器的电击按钮，让电流通过电极贴片进入患者体内。

（7）持续监护。进行电击除颤后，需要持续监测患者的心律和心搏状态，以便及时采取下一步措施。

也有适合普通人操作使用的电除颤装置——AED。目前我国大城市在人流量大的交通枢纽、地铁站、商业中心或者体育场馆中都已配备，根据语音提示即可简便使用。AED 是自动体外除颤器（automated external defibrillator）的英文缩写，通常在配备 AED 的公共场所会有醒目的红色标识标出 AED 所在的位置。当发生心搏骤停时，早期获得并正确地使用 AED 装置是心肺脑复苏的院前急救的重要环节。在应用电击除颤之前，还需要进行适当的评估和准备工作，如正确放置电极、准备合适的药物等。

（1）将电极贴附在患者身上。AED 通常配备两个电极，需要将其粘贴在患者胸部的右侧和左侧。

（2）如果患者的胸部有湿润的衣服或汗水，需要擦干净并剪掉多余的毛发。

AED 的使用方法大致和专业的电除颤仪类似，不同的地方在于 AED 可自动分析患者心律：当 AED 连接到患者时，它会自动检测患者的心律，并根据需要指示操作人员进行电击治疗，因而不需要专业人员对患者的心律进行判读。如果 AED 指示需要进行电击治疗，确保任何人员不与患者接触，按照 AED 的指示按下电击按钮进行治疗即可。

9. 心搏、呼吸骤停的患者被救护车转运至医院后，还会进行什么治疗？

可以这么理解：患者在进入医院之前进行的急救措施基本上属于基础生命支持的范畴。当专业的急救人员赶到之后，除进行更为专业的基础生命支持外，更多的是高级生命支持。当转运至医院后，可进一步进行心搏骤停后重症监测治疗。

一旦心搏、呼吸骤停的患者被转运至医院后，医疗团队会继续进行心肺脑复苏和心搏骤停后重症监测治疗。医疗团队会对患者进行各种检查，包括心电图、血氧测量、血液化学分析等，以帮助确定病因和指导治疗。高级生命支持常见的治疗措施包括：

（1）气管插管和人工呼吸。对于无法自主呼吸的患者，医生会通过气管插管将气管与呼吸机相连，维持患者的呼吸功能。

（2）静脉通路的建立。医生会在患者的血管内插入静脉导管，以便输注药物、补液或血制品。

（3）给药。在心搏、呼吸骤停的治疗过程中，医生会根据患者的具体情况，通过静脉通路给予一系列药物，如肾上腺素、阿托品、盐酸异丙肾上腺素等，来维持心脏和呼吸的功能。

（4）血气分析。通过血液样本的检测，医生可以了解患者的血氧水平、二氧化碳水平和酸碱平衡状态，进一步指导治疗方案。

（5）血流动力学监测。医生会对患者进行血流动力学监测，了解患者的心输出量、心脏指数、外周阻力等参数，指导治疗措施。如果患者的心脏仍然停跳，医生可能会进行更多的电击除颤或体外循环，进行呼吸循环支持。

一旦患者的心搏恢复，医生会继续监测患者的生命体征，如心率、血压、呼吸等，并根据需要进行进一步的治疗，如输液、氧疗、机械通气等。在医院中，患者通常会被转移到重症监护室接受更密切的监护和治疗，以确保他们的身体得到足够的支持和恢复。

（熊　玮　魏　明）

其他患者的麻醉

> **1. 小王：我姨妈居住在偏远的农村。她需要到大城市来做手术，但她只会讲当地的方言。家属很担心，她一个人进去手术室怎么办？**

Dr 李：患者语言不通的情况是经常遇到的。总体来说，随着电视的普及，大多数患者是听得懂一些普通话或当地流行方言的，虽然他们不一定会说。如果能够听得懂一些，基本是可以配合的。如果一点儿都听不懂，也是可以用手势比画表达的。

为了缓解患者的紧张情绪，家属如果能够手术前讲解一下进到手术室的流程就更好了。比如护士带进手术间里，手术间正中间有一张手术床，头顶上有大的圆灯。大部分手术需要脱去手术部位的衣服，躺上手术床，盖上被子。如果是全麻，会连接上贴在胸前的心电图监测电极，一个手臂绑上血压带，另一只手由护士打一个留置针。打针的过程会有一些疼痛。打完针后麻醉医生会用一个圆的面罩轻轻盖在鼻子上，这是用来吸氧气的。麻醉医生开始麻醉后，患者很快就会睡着。睡醒之后如果觉得嘴里有呼吸管的话，不用惊慌，不要乱动，做几次深呼吸，医生就会根据情况拔掉管子。如果医生觉得达不到拔管的条件，会注射镇静药物让患者继续睡觉。如果是椎管内麻醉，会在医护人员协助下摆一个侧卧体位，屈曲身体，然后麻醉医生会在腰背部正中给打麻醉针。如果有什么不舒服就说，不要动就行了。

多数情况下，如果手术时间长，患者语言不通时，麻醉医生会倾向于选择全麻。由于每一个人对止痛药的需求不一样，手术前教会患者说"痛"，在手术后的苏醒期，医生、护士会更好判断是否需要增加止痛药。当然，如果不会说，经验丰富的医生和护士也会根据患者面部表情、肢体动作、心率、血压判断是否需要追加止痛药。除了"痛"外，"痒、口干、想呕、热、冷、想拉尿"这些都是比较常用的词语。一般来说，麻醉复苏室的护士们都来不同省份、地区，比较常见的方言会有人懂得。能听到乡音最亲切了，听不到也不用太担心，毕竟手术和麻醉都有成熟的流程，不需要患者本人说太多的话。

2. 小王：我的邻居陈先生是酷爱饮酒的中年男性，他需要做肾结石手术。他担心自己会麻不倒，会这样吗？

Dr李：长期饮酒并且酒量很好的人，在使用麻醉药的时候，麻醉药的需求量会有所增加。但是要结合其肝肾功能的情况。如果有肝肾功能受损，在麻醉之后反而苏醒会减慢。麻醉药物与乙醇并不是同一类型的药物，而且全麻的时候，麻醉医生会根据患者的反应调节麻醉药的用量，所以不用担心"麻不倒，睡不着"。有条件的话，麻醉医生结合脑电监测数值就更加直观地知道镇静的深度了。

3. 小王：医生，听说鼻咽癌对麻醉有一定的影响。这是真的吗？

Dr李：大多数鼻咽癌的患者经历过放疗。鼻咽癌放疗的其中一个并发症是颞颌关节病变。这是由于颞颌关节离鼻咽癌病灶比较近，放射治疗对颞颌关节有一定的损害。颞颌关节纤维化使患者张口度受限，通俗讲就是张不开口，患者摄入、咀嚼食物往往有困难。由于全麻时需要经口置入喉镜和气管导管，严重张口度受限使喉镜放不进去，不能按照正常的方法进行气管插管。因此，如果有鼻咽癌放疗史的患者，手术前需麻醉医生会诊评估有没有困难气道的情况。如果严重张口受限，麻醉医生会采取特殊的方法，就是清醒或轻度镇静下保留自主呼吸，纤维支气管镜引导气管插管。虽然可能会有一点难受，但能够最大限度地保障麻醉安全。

小王的朋友小美患有"蚕豆病"，现在因为急性阑尾炎要住院做手术，热心的小王来找李医生咨询。

4. 小王：李医生，"蚕豆病"是怎么回事啊？

Dr李：所谓的"蚕豆病"是葡萄糖－6－磷酸脱氢酶（G6PD）缺乏症的一种类型，是一种常见的遗传性疾病。G6PD缺乏症是世界上最多见的红细胞酶病，全世界约有近 4 亿人存在 G6PD 缺乏，我国长江以南地区发病率较高。它的主要发病机制为患者红细胞内缺乏葡萄糖－6－磷酸脱氢酶，可能在接受特定药物或暴露于某些食物或化学物质时发生溶血性危机。"蚕豆病"的典型表现为：进食蚕豆后引起溶血性贫血和肝肾功能的异常，出现全身不适、疲倦乏力、畏寒、发热、头晕、头痛、厌食、恶心、呕吐、腹痛等症状，常合并巩膜轻度黄染和尿色变深，严重者可出现急性循环和肾功能衰竭。"蚕豆病"只发生于 G6PD 缺乏症患者，但并非所有的 G6PD 缺乏症患者吃蚕豆后都发生溶血，其发生溶血的机制比 G6PD 缺乏所致的药物性溶血性贫血复杂，具体机制尚未完全阐明。

5. 小王：原来小美得"蚕豆病"是因为缺少了一种酶呀，那缺乏这个 G6PD 会对小美的手术和麻醉有什么影响吗？

Dr 李：G6PD 的主要功能是保护红细胞免受氧化损伤，维持细胞内充足的还原性环境。G6PD 缺乏意味着 G6PD 的活性降低，细胞内还原剂的供应不足，导致红细胞氧化应激反应的增加，从而使红细胞受到氧化损伤，出现贫血、肝脾肿大等症状。G6PD 缺乏可以对麻醉药物的代谢和药效产生影响。在麻醉过程中，药物代谢是 G6PD 缺乏影响麻醉的一个重要原因。麻醉药物的代谢路径通常包括氧化、还原、水解、脱乙酰基等途径。G6PD 缺乏会使红细胞内氧化还原状态的平衡发生改变，影响红细胞对麻醉药物的代谢和清除。目前，已有文献报道 G6PD 缺乏者在使用麻醉药物后发生血红蛋白尿或特发性溶血性贫血的情况。

6. 小王：这种患者做手术前，需要注意什么呢？

Dr 李：医生首先是评估患者病史，包括了解既往用药、暴露于化学物质或食物，以及是否有溶血事件。如果之前未明确诊断，必要时进行 G6PD 缺乏症基因检测，以确定患者是否存在 G6PD 基因突变。病情严重程度评估主要是通过患者的血红蛋白和红细胞计数，以确定是否已经发生溶血。在手术、麻醉和治疗之前，需明确患者手术或治疗的特定药物和剂量，以确保这些药物不会引起溶血危机。

7. 小王：有什么办法可以避免出现溶血吗？

Dr 李：诱发 G6PD 缺乏症患者发生溶血的除了蚕豆外，还有细菌或病毒感染以及氧化药物，如解热镇痛药、磺胺药、硝基呋喃类、伯氨喹、维生素 K、对氨基水杨酸等。因此，避免接触这类药物和预防感染是非常重要的。手术前，需要确保患者补足营养，保持水电解质平衡，为了预防术中或术后发生溶血性危机，可以提前进行预防性治疗。常用的药物包括维生素 C、维生素 E、N－乙酰半胱氨酸等抗氧化剂。G6PD 缺乏症患者的红细胞易受氧化剂影响，容易发生溶血反应。因此，需要避免使用一些强氧化剂如高浓度氧、过氧化氢等。其次是选择安全的麻醉药物，如丙泊酚、芬太尼等。围手术期容量的管理也需注意，麻醉过程中要给予适量的输液，使血容量维持在合适的范围，避免血液浓缩。溶血后红细胞释放出来的血红蛋白容易结合氧分子，形成的血红蛋白衍生物可以使氧输送受阻。因此，需要密切监测血氧饱和度。

总之，对于合并 G6PD 缺乏症的患者进行手术和麻醉时，需要注意手术前准备、预防性治疗、药物选择和监测等方面，以降低溶血风险。

8. 小王：那如果发生了溶血，要怎么发现和处理呢？

Dr 李：溶血后红细胞被破坏导致释放出高浓度的游离血红蛋白和胆红素等，进而引起一系列反应，包括感染、肝脾大、肾损伤、电解质紊乱、心肺功能不全等。手术中可表现为体温升高、不明原因的心动过速、低血压、血红蛋白尿和术野弥漫性渗血等。主要是通过监测血氧饱和度、血流动力学指标、尿液颜色、血常规以及异常出血等判断是否出现溶血，也可留置血液和尿液标本进行实验室检查进一步明确。治疗以抗休克和保护重要脏器功能为主，主要是祛除诱因，保证患者的血容量，积极处理体液、电解质平衡问题，严密监测肾心肺等功能，必要时可输血制品纠正贫血及凝血功能障碍。

> 小王听说有一种叫恶性高热的麻醉并发症，好奇的他来找李医生咨询。

9. 小王：李医生，听说恶性高热很可怕，这是种什么病呀？是由麻醉导致的吗？

Dr 李：恶性高热是一种罕见的遗传性高代谢性肌肉疾病，通常发生于麻醉过程中使用挥发性麻醉药或琥珀胆碱（一种肌肉松弛药物）时，因此可认为是一种严重的麻醉并发症。恶性高热好发于青年男性。它是一种机体对药物异常反应所引起的高热、代谢酸中毒、肌肉僵硬等症状的综合病理反应，其引起的高热可致生命危险。目前，恶性高热的发病机制尚未明确，可能与免疫系统异常、感染因素、肿瘤相关因素和药物因素等多种因素有关。

10. 小王：恶性高热可以预防吗？如果出现了要怎么诊断和治疗呢？

Dr 李：恶性高热是一种遗传性疾病，大部分患者有相关的家族史，即他们的近亲属有发生过类似的症状。有部分患者在发作前就接触过至少一种公认可以引起恶性高热的药物，但恶性高热并不是每次接触都会触发，触发的原因暂时未明。由于绝大部分患者平时不会接触到这类药物，因此，医生除了术前病史询问患者有相关病史和家族史的情况，恶性高热尚无有效的预防措施。

恶性高热的临床表现多样化，诊断较为困难，主要是通过患者出现代谢显著增加、交感神经兴奋性增加、肌肉损害和体温过高来综合判断。在麻醉过程中，恶性高热早期一般表现为咬肌或其他肌肉的强直、血压心率升高和高二氧化碳血症。不明原因的高体温和高呼末二氧化碳是典型的临床表现，患者体温常可升至 40 ℃以上，呼末二氧化碳可有 2～3 倍的升高。血气分析常出现严重的酸中毒、高钾血症以及混合静脉血氧饱和度下降，实验室检查可表现为血清肌红蛋白、肌酸激酶和乳酸脱氢酶等升高。

恶性高热可导致严重的弥散性血管内凝血和急性心肝肾功能衰竭，处理不及时或无效可危及生命。其死亡率可高达50%以上，即使经过及时治疗，其死亡率也可达到5%～30%。恶性高热的治疗主要在于及时终止发作过程和积极处理并发症，应立即停止接触吸入麻醉药物和琥珀胆碱，使用纯氧过度通气，纠正酸中毒和电解质紊乱，迅速物理降温，维持患者生命体征平稳。丹曲林是治疗恶性高热的特效药物，它是一种乙内酰脲类衍生物，可通过抑制钙离子释放直接抑制肌肉收缩。

11. 小王：这种病这么可怕，那有该病的患者都不敢做麻醉了呀？

Dr李：不用太过担心，首先，这个病是比较罕见的；其次，如果患者之前有明确或疑似的病史或家族史，只需要手术前及时告知医生避免使用诱发药物即可。很多麻醉药物都不会诱发恶性高热，可以安全的用于这类患者的麻醉。目前，尚未见到未接触诱发药物即出现恶性高热的情况。

（朱　毅）